財團法人台灣醫界聯盟基金會

全球衛生
系列叢書

Kelley Lee ── 著
林世嘉等 ── 譯

世界衛生組織

The World Health Organization (WHO)

Foundation of Medical Professionals Alliance in Taiwan

全球衛生系列叢書出版序

自 90 年代以來，人類社會因全球化的開展與進行，出現了各種天翻地覆的重大改變，從而也為各國衛生界以及國際衛生界帶來了眾多重大的機會和挑戰！全球化一方面使得醫學新知得以快速傳播，也讓各國得以透過科技來改善人類的醫療與生活品質，然另一方面全球化卻也使得傳染病的傳播更為迅速，影響的層面也日趨複雜廣泛。更重要的是，全球化造成國與國貧富差距的鴻溝益漸擴大，人與人的健康不平等情況也因此到了令人難以接受的程度，更進一步成為一個全球倫理與人道的問題。而這些問題的起源和解決，皆是超越單一國家能力所及之範圍，例如全球新興傳染病的問題，若是出現一個任由疾病四處播散的國家，則其它國家不論再怎麼努力自我防衛，疫情的缺口仍舊存在。也因此，各國開始瞭解到必須彼此共同合作，否則將無力保障自我的健康，健康因此是一個具有全球性質的公共財（Global Public Goods）。然正如其他一般公共財的提供一樣，如何在全球層級上確保與提昇健康，勢必需要建立起一套治理的體系，讓規則得以明確、資源得以分配，從而達成人人皆享有最高可獲致之健康水準。

在這樣的背景下，健康已不再被視為一個純屬一國內政事務，也不再是屬於國與國之間的議題，已超越國家進入到全球層級，並與醫學以外的經貿、法律、外交與國防等領域進行互動，其間參與者也不僅限於國家或國際組織，公民社會組織、商業團體、慈善基金會，而它們與國家和國際組織所共同組成的「全球公私夥伴關係」（Global Public-private Partnerships; GPPPs）也扮演了一個更為重要的角色。為了反映和涵蓋這些多元複雜的發展變化，我們可以觀察到，特別在英語系國家越來越常用「全球衛生」（Global Health）一詞來取代以往常用的「國際衛生」（International Health）。

與此同時，台灣社會也因全球化或本身社會經濟的發展而出現了各類既深且鉅的變化，從而使台灣醫界面臨到各種前所未有但卻十分嚴峻的挑戰。在人口的老化、出生率的下降、福利國家角色的論辯、自由貿易的擴大、生物科技的發展，以及全球氣候的變遷脈絡下，使得台灣醫界也必須在健保改革、自由貿易、食品安全、生技產業、生物基因倫理，以及人類安全、氣候變遷等「非傳統」醫學所關心的議題上，提出我們的觀點與建言，並與醫學以外的領域合作對話，以共同捍衛並提升國人的健康。

隨著台灣初步獲得參與世界衛生大會的機會後，我國勢必較以往有著更大的可能性參與各類全球衛生事務的討論，然而我們必須要瞭解到，「參與世衛大會」、「參與世衛組織」以及「參與全球衛生事務」是三個不同層次的問題，對擁有兩千三百萬人口、全球前二十大經貿體的台灣而言，短短五天不到一週的世衛大會參與顯然是不夠的，尤其在全球衛生治理體系逐漸形構的此際，我們更有將台灣的立場和觀點反映在其中的必要性與急迫性。然而，長久以來，台灣在參與國際衛生或全球衛生上，面臨著「先天不足、後天失調」的窘境，先天是指因政治因素，無法如一般正常國家獲得同等的參與機會，後天則是指因參與的不足，使得國內學術界一般而言較少予以關注。

由李鎮源院士於 1992 年所發起創立的財團法人台灣醫界聯盟基金會，自 1995 年投入推動台灣加入 WHO 的運動以來，時時期勉要為台灣做好隨時加入 WHO 的準備，因此投入相當多的資源以累積眾多關於 WHO 和全球健康政策與發展趨勢的資料，建立起台灣關於 WHO 與全球衛生治理最完整的中、英、法文資料庫。更在 2007 年正式成立「全球衛生研究中心」，旨在研究當前全球衛生的趨勢、各種跨國性、全球性影響健康的社會因素（如全球貿易對健康的影響等），以及全球衛生治理的發展等議題。另外為了提昇國內對此一議題的研究風氣，則出版「全球衛生系列叢書」，預計每年至少都要出版或譯介數本以上重要且具代表性以全球衛生為主題的書籍，期能拋磚引玉，為此一領域打下基礎，更有待來茲，讓台灣有朝一日可成為研究全球衛生的重鎮。

　　創辦人李院士成立本會的初衷，乃在鼓勵台灣醫界走出醫院和學校的白色巨塔，成為關懷社會的醫界良心，並為台灣的民主和自由貢獻心力。歷經十八年的努力後，毫無疑問，台灣仍有許多新舊問題亟待解決，得之不易的民主和自由也仍須小心呵護，但不妨礙我們此時此刻讓視野更開闊一點，將步伐邁向全球，時而關照、反思著各類全球與國際健康議題，並不時回眸與台灣進行對比，相信對台灣和全世界來說，都會產生出新的知識感知與機會火花。

　　　　　　　　財團法人台灣醫界聯盟基金會　董事長
　　　　　　　　吳樹民
　　　　　　　2010 年　春

英文版前言

在全球治理中，政府間彼此協調對衛生議題進行規範早已有一段漫長的歷史。19 世紀後半葉，工業革命所帶來的衛生問題以及因頻繁的國際貿易所造成的社會衝擊，使得歐美菁英份子將思考集中在設立一個國際機制來處理衛生議題。但在整個 19 世紀多數的時間裡，國際衛生合作僅是就衛生、鴉片貿易與勞動階級的工作和生活環境，用召開臨時會議的形式來處理相關問題，但這些會議卻被視為無法有效回應上述議題的緊迫性。

因此，正式制度的型式由是而生，最著名者，乃 1902 年成立的泛美衛生局；將近 5 年後，第一個國際衛生組織：國際公共衛生局（OIHP）成立。這兩個組織的成立都先於國際聯盟：我們這些教授全球治理的老師，總是告訴學生這個時候是國際合作的全球制度結構開始出現的時間點。跟國際公共聯盟（international public union 以規範電報與郵件的寄送）[1] 於 19 世紀早期同時成立的則是日益增加的國際非政府行為者（如國際紅十字協會聯盟 — 後來的國際紅十字會與紅新月協會）[2]，它們被證明為不只是處理衛生事務的國內、區域和國際制度網絡創建的領導者，還是進一步發展更廣泛全球治理體系的種子機構。這些早期制度以及它們所尋求處理的與議題，之後也促成了國際聯盟衛生組織（LNHO）（1920 年），以及後來的世界衛生組織（1948 年）的成立，並刺激了國際勞工

---

[1] 參見 Craig Murphy, *International Organization and Industrial Change: global governance since 1850* (Cambridge: Polity, 1994).

[2] 參見 David P. Forsythe and Barbara Ann J. Rieffer-Flanagan, *The International Committee of the Red Cross: a neutral humanitarian actor* (London: Routledge, 2007).

組織（ILO）與 UNICEF（聯合國兒童基金會，1946 年成立）分別
進入衛生與婦幼健康的領域 [3]。

　　然而衛生治理體系出現和發展的故事，並非簡單源自因應健康
議題行動的制度創新。從一開始，以圍繞在其核心制度的發展目標、
功能選擇與背後的思惟而言，國際衛生治理就與政治密不可分，
WHO 亦不例外。自創立伊始，WHO 就陷入強權與冷戰的政治中，
跟它許多的姊妹組織一樣（ILO、聯合國教育科學文化組織
（UNESCO）、國際原子能組織（IAEA）等等）[4]，因為世界政治的
脈動，WHO 也見證了許多會員的退出與重新加入，但冷戰政治的魅
影從未遠颺。1949 年蘇維埃集團國家的集體退出；對中國席次應由
何者合法佔有的激烈爭辯；所謂分裂國家（北韓、東德與北越）的
會員席次問題，就可被證明是政治因素介入的症狀；而 1979 年巴勒
斯坦解放組織（PLO）對世衛組織會員國資格的申請更是飽受爭議。

　　在 WHO 過去的 60 年歷史中，當它不斷努力支持各式各樣的
健康議題時，爭議也持續出現並與全球政治糾葛在一起。它在
HIV/AIDS 的工作使得與美國外交政策（以及基督教右翼遊說團體）
產生衝突，對於《菸草框架控制公約》（FCTC）的推動，更與菸草
業者發生嚴重的不快 [5]，而 WHO 在 2003 年 SARS（嚴重急性呼吸
道症候群）疫情間，向前往多倫多的遊客發佈旅遊警告也讓世衛組
織和加拿大政府造成直接的衝突 [6]。瞭解到 WHO 以及在衛生治理

---

[3]　　and Richard Jolly, UNICEF (London: Routledge, forthcoming).

[4]　　例如可參見 Steve Hughes and Nigel Haworth, *The International Labour
　　　Organization (London: Routledge, forthcoming); Gil Loescher, Alexander Betts,
　　　and James Milner, *UNHCR: the politics and practice of refugee protection into
　　　the twenty first century* (London: Routledge, 2008); 以及 Elizabeth A,
　　　Mandeville and Craig N. Murphy, *The United Nations Development
　　　Programme (UNDP)* (London: Routledge, forthcoming).

[5]　　Elizabeth DeSombre, *Global Environmental Instituions* (London: Routledge,
　　　2006).

[6]　　參見 WHO, "Update 37—WHO extends its SARS-related travel advice to

上的角色後，亦需要理解其自身所處的政治氣候（political climate）。

　　為了公正評價 WHO 與其在衛生治理上的角色，我們需要一位對世衛組織制度與政治同時有著敏銳瞭解的作者。因此，我們非常高興得知 Kelley Lee 同意為我們撰寫本書。Kelley 現為倫敦衛生與熱帶醫學院公共暨環境衛生研究單位（Public and Environmental Health Research Unit）的主管，以及全球變遷和衛生中心（Centre on Global Change and Health）兩個單位的共同主任，是世界首屈一指的全球衛生治理專家之一。她在國際和全球衛生治理、WHO、菸草控制、智慧財產權與藥物、衛生部門改革、衛生與安全、霍亂、全球化與衛生、禽流感與流行性感冒、以及 HIV/AIDS 等跨社會與醫學的領域中著作良多[7]。總歸一句話，她絕對是撰寫此書最完美人選。

　　自不待言，Kelley 為了撰寫本書而皓首窮經於各式繁雜的資料中，但也因此使得本書獲得權威性，並提供了詳細但卻容易接近的資料；這只能由具最機敏分析技巧的作者方能完成。讀者很快就會瞭解這是本極有價值的書籍，並相當值得所有關心全球衛生治理的政治面和政治經濟面，以及全球治理的讀者們閱讀。我們誠心推薦本書，也歡迎各位讀者的批評與指教。

Thomas G. Weiss, The CUNY Graduate Center, New York, USA

Roden Wilkinson, University of Manchester, UK

2008 年 8 月

Beijin and Shanxi Province in China and to Toronto Canada," 可至 http://www.who.int/csr/sars/archive/2003_04_23/en/取得。

[7]　例如可參見 Kelley Lee, ed., *Health Impact of Globalization: towards global governance* (New York: Palgrave Macmillan, 2003); Kelley Lee, *Globalization and Health: an introduction* (New York: Palgrave Macmillan, 2004); Kelley Lee, *Historical Dictionary of the World Health Organization* (Lanham, MD: The Scarecrow Press, Inc., 1998); 以及 Kelley Lee and Jeff Collin, eds., *Global Change and Health* (New York: Open University Press, 2005).

英文版序

　　本書所進行的分析，對我個人而言，是兩種角色的拉鋸戰。在學術上，我是世界衛生組織（WHO）的觀察者；然另一方面過去的 15 年來，我也為世衛組織工作計畫在特定的層面上擔任顧問。2006 年，倫敦熱帶醫學院（London School of Hygiene & Tropical Medicine）的全球變遷與健康中心（Centre on Global Change and Health）被指定為 WHO 的合作中心，進一步定型鞏固了兩者間長期的工作關係。在撰寫此書時，由於我長期貼近世衛組織，當然不無可能令人覺得我怯於批評或指出世衛組織的缺點，加上我個人在 WHO 三個層級與其龐大複雜的各類計畫有限的工作經驗。我與 WHO 的接觸大多是在總部的層級，少有觸及區域或國家辦公室的計畫。上述這些都無可避免造成本書某種程度的主觀性。

　　但我還是試著在書中為世衛組織的角色，以及型塑其創立、演進與期望的主要壓力提供一個理解。毫無疑問，WHO 在職責的實現上受到相當程度的挫折。跟任何一個大型國際組織一樣，WHO 也有用人唯親、官僚保守與缺乏效率的罪愆，但 WHO 仍在國際合作、天花根除以及即將取得同等成功的小兒麻痺症上，擁有最傑出的歷史成就。它每天成功地推動各類廣泛的基礎活動（包括收集與核對資料、設定臨床指導方針、提供技術專業），這些事項都很容易被今日從媒體頭條來制定政策的世界所忽略。但對許多 WHO 的觀察者而言，最令其沮喪者無非為相信，或至少希望，國際衛生合作能從癱瘓其它聯合國體系的政治角力中逃脫，但到目前為止這尚未實現。而同時來自政治光譜兩端，欲對世衛組織「去政治化」的人士則不斷對此感到失望。

　　我在此書的目的則是要將 WHO 定位在錯綜複雜的國際關係世界中，而非將之屏除於外。過去 60 年來，這世界瞬息萬變，而WHO 要去迎合的利益、制度與理念也不斷在重組。最近，從「國際」衛生到「全球」衛生的轉變，乃是對 WHO 所構成的最大挑戰，因為 WHO 可能因此被棄而不顧。至於其它快速增加的全球衛生計畫，也讓 WHO 在定義與重振本身明確且有效的角色上，有著不同以往的一個迫切需求。

　　過去幾年來，我有幸與許多同事共事，他們慷慨地與我分享其經驗和想法，讓我極為感激。儘管此書所陳述的僅為我自己的論點，但我希望感謝下列人士，他們曾協助了我理解這個複雜又重要的國際組織。首先，感謝我在倫敦熱帶醫學院現在和以前的同事們，尤其是 Anne Mills 和 Gill Walt，他們為本書初稿的主要章節提供了具洞察性的評論。我也要謝謝 Kent Buse, Lucy Gilson, Kathleen Kay, Laura Hawken, Karen Bissell 和 Sue Collinson，他們同我一起蒐集資料、分析相關計畫和預算、以及多年來對於 WHO 功能與職責無止境的討論。Patrick Vaughan 和 Adetokunbo Lucas 在 1990 年代這個風雨飄搖的年頭對 WHO 所進行的兩項主要研究（《奧斯陸 I 號（Oslo I）和奧斯陸 II 號（Oslo II））中展現出領導力，身為他們的組員，我從他們身上獲得許多對 WHO 的認識。最近，我則和 Ronald Labonte, Ted Schrecker, Meri Koivusalo, Eeva Ollila 以及其它全球化知識網絡（Globalization Knowledge Network）的成員一同參與世衛組織健康問題社會決定因素委員會（WHO Commission on the Social Determinants of Health），這讓我能更深入思考如何以處理重大的挑戰來強化全球衛生治理。而和威爾斯大學蘭亞伯斯威學院（University of Aberystwyth）國際關係與衛生中心 Colin McInnes, Owain Williams 和 Simon Rushton，以及倫敦大學（University College London）的 Alan Ingram 共事後，更讓我發現國際衛生與批判理論是可相輔相成的。

我也要感謝 David Fidler，他總願意與我分享在全球衛生治理的研究和想法。

眾多前任或現任 WHO 的工作人員曾與我分享他們對世衛組織特定面項工作的觀察，包括 Robert Beaglehole, Douglas Bettcher, Sandy Cocksedge, Benedicke Dahl, Nick Drager, Tim Evans, Bob Fryatt, Ann Kern, Cathy Roth, Guenael Rodier, Mike Ryan, Johannes Sommerfeld, Harley Stanton, David Woodward 和 Derek Yach。我也特別感念來自公民社會中的幾位人士，與我分享著他們站在衛生發展第一線上的經驗，包括 Mary Assunta, David McCoy, Thelma Narayan, Mike Rowson 和 Ellen t'Hoen。

在本書所涵蓋的廣泛衛生議題，我在此要特別感謝 Andrew Harmer 無價的支持，沒有他，我無法完成本書。他總是處理書裡最困難的部份，如資料蒐集、校對、摘要大量的資料和閱讀整份卓稿，他的貢獻讓我認為完成此書並非癡人說夢。最後，感謝 Melanie Batty 和 Ela Gohil 以一貫的效率提供諸多必要的行政支援。

中文版序

　　欣聞本人著作《世界衛生組織》中文翻譯版的問世。此時此刻，各國正合作尋找一個更有效的方式來對共同所關切的健康事項採取集體行動，所面臨的挑戰則有全球傳染病疫情、不斷上升的肥胖率、環境變遷、醫療工作者的移民、偽藥問題以及其它許多的跨國風險。眾人普遍瞭解到有必要以跨越國界的制度性回應來保障和促進群體健康，但也更強烈認識到若缺乏普世參與的全球衛生治理將無法達成此一目標。本人希望透過財團法人台灣醫界聯盟基金會的努力，本書能有助於擴大對這個重要國際組織的瞭解，而藉由中文讀者的加入，或許我們在邁向一個資訊更為暢通的全球衛生體制（polity）上又更近了一步。

Kelley Lee

倫敦，2010 年 1 月

譯者序

　　在台大公衛系的求學期間，時常聽聞眾多台灣公衛耆老服務於 WHO 的寶貴經驗與傑出成就，然上課內容卻鮮少對 WHO 有所著墨，師長們更苦無參與機會，這片空白，直到我於 1999 年加入台灣醫界聯盟基金會後才慢慢補足。在基金會工作的這十年間，同樣也不斷在各種場合遇到莘莘學子或關心此事的國人對認識與瞭解 WHO 的渴望，不時被問起是否能提供關於 WHO 的資料或書目。在網際網路普及的今日，世衛組織的網頁當然可以提供我們許多相當權威和即時的資訊，但脈絡性卻不足，也就是說，由於缺乏對 WHO 長期歷史縱深的關照，使得一般人士若非長久鑽研某個特定題目的話，往往容易迷失在網站資料的五里霧中，然而這麼說並非指 WHO 網站不是一個認識好的知識與資料來源，但若能有一本有系統、有組織的書籍，深入淺出地讓一般讀者也能瞭解 WHO 到底是個什麼樣的組織，並進一步支持台灣推動加入 WHO 的工作，就成為本會所念茲在茲的使命。

　　然而，由於台灣長期被排拒在 WHO 的大門外，使得台灣對 WHO 組織本身的研究並不多見，雖然近年來逐漸有公共衛生、國際政治或國際公法領域的碩士論文或期刊論文在處理這個題目，國內亦有介紹 WHO 的專書出版，然基於其學術研究的格式，較不易為一般讀者所取得或閱讀。更重要的是，受限於我們本身的參與限制所造成的資料取得困難，往往只能將焦點擺在世衛組織法規與制度的靜態結構上，對於影響世衛走向的動態政經因素，以及內部人事與領導的內部「潛知識」（implicit knowledge）則較少提及，但這毫無疑問都是認識 WHO 所不可或缺的面項之一。

　　至於在外文的書籍中，對於 WHO 的介紹性讀物也同樣不多見，原因在於 WHO 是一個處理醫衛議題的聯合國專門機構，主要領導者皆為醫學專業背景，因此往往將精力放在各類醫學與疾病預防的專業問題上。另一方面，一般研究國際組織的學者也受限於本身的研究領域，不敢對專業性質甚高的 WHO 進行在法規制度以外的研究，加上 WHO 作為「世界衛生良心」的高度理想化角色，使得過去很難見到針對 WHO 的角色、政策、人事、財政、政治等動態面的研究。雖然早在 1950 年有 Walter R. SHARP 於《美國國際法期刊》（*The American Journal of International Law*）發表之〈新的世界衛生組織〉（*The New World Health Organization*）一文，對 WHO 成立前與成立初期政經因素糾葛的議題進行了一個初步的研究，然直到 1994 年《英國醫學期刊》（*British Medical Journal*）的 Fiona GODLEE 才出版了一系列文章，就 WHO 組織體制外的人事、財政與政治面項開始有深入的分析及批判（本書第五章對此有詳盡的說明）。接著 1995 年，Javed SIDDIQI 也出版《世界衛生與世界衛生：世界衛生組織與聯合國體系》（*World Health and World Politics: The World Health Organization and U.N. System*）一書，將 WHO 置於國際政經背景脈絡下來爬梳其各項議題的發展與爭議。另外關於 WHO 的重要著作還包括 Yves BEIGBEDER 的《世界衛生組織》（*The World Health Organization*, 1998，有英法文兩種版本），以及 Gian Luca BURCI & Claude-Henri VIGNES 的《世界衛生組織》（*World Health Organization*, 2004），特別後者的作者為前後任 WHO 法律官員與顧問，因此較著重以國際法與國際組織法的層面來分析WHO，亦屬於專業性較高的書籍，雖然極具參考價值，但對一般讀者來說卻不是十分容易「親近」，在全球衛生發展變化萬千的此際，其某些資料也稍顯過時。

　　2005 年，國際知名的 Routledge 出版社為了讓一般讀者也能瞭解到各類國際組織與全球制度，出版了「全球制度系列」（Routledge

Global Institutions），然而對世界衛生組織的專書，則等到 2008 年年底，才終於有了由英國倫敦熱帶醫學院 Kelley LEE 博士所執筆的此書問世。在英文版發行後的隔日，我們立即從 Amazon.com 訂購空運來台，以求一睹為快。關心 WHO 的研究者都知道，LEE 博士對 WHO、全球衛生、煙草控制以及全球衛生治理的用功之深與著作之豐，加上其曾參與英國、加拿大、挪威、澳洲等國發起，於 1990 年代後期針對 WHO 改革方向進行研究的團隊（奧斯陸計畫），因此對 WHO 內部人事與權力互動，有著第一手且長期的觀察。另外由於此書乃針對一般讀者，因此相當的深入淺出，但更令人耳目一新的則是 LEE 博士不僅從醫學或公共衛生的視角來研究 WHO，更以她出身國際政治學者的背景，援引了國際政治、國際經濟、全球化等脈絡架構來析理 WHO 所面臨的挑戰和轉型壓力議題，讓我們透過她的筆觸，看到了一個動態、有血有肉的 WHO，而不再是一個靜態、由僵硬法規條文所構成的國際組織，對於長久只能遠觀 WHO 的台灣來說，更有重要的參考價值所在。因此閱畢後，終感此書實為「夢裡尋他千百度」的好書，因此在吳樹民董事長的指示下，本人立即與基金會同仁展開洽詢版權與翻譯的工作，終於促成本書在台出版。去年我們也在衛生署的大力協助下，邀請 LEE 博士來台參訪兩天，由本會與台灣大學、台北醫學大學合辦了兩場頗受好評的精采演講，促進雙方進一步的交流，算是額外為台灣的全球衛生參與貢獻了一份綿薄之力。

此書英文版含註釋等參考資料僅有六章共計 157 頁，可謂輕薄短小。首章為導論，就特別是第二次大戰前的國際衛生史進行一個概括性的介紹，我們可以看到從現代醫學出現以來，生物醫學和社會醫學兩種途徑的論辯及交互的影響，而其中政治與國際政治所扮演的因素，也一直充斥在並左右著全球衛生的發展。而第一章則論及世衛組織的成立、對其職責的定義，以及組織成員資格上的政治角力，第二章接續討論 WHO 的結構與功能，其中很大一部分在探討 WHO 於各個治理層級的角色，以及各會員國如何透過預算與經費來引導 WHO 至它們所期望的走向。第三章則是將重心擺在 WHO 處理各類全球疾病的成功與挫折，雖然弔詭的是，WHO 原先較不關注的天花根除，反而成為 WHO，甚至是舉世最為成功的疾病根除計畫，但 WHO 投入眾多資源的瘧疾，迄今卻仍是全球健康的一大難題。而對於 HIV/AIDS 的遲鈍回應，則讓人類付出了慘痛代價。第四章轉向強調 WHO 試圖處理那些影響健康的社會決定因素，WHO 因其組成份子和社會使命等因素，長久以來一向受到較為社會主義左傾的觀點影響，使得 WHO 開始與自由主義、自由市場的思維與勢力產生衝突，加上此一時期 WHO 內部的人事紛擾，讓 WHO 至 70 年代起，進入了一個風雨飄搖與尋求自我定位的年代。最後一章指出了 WHO 如何在一個日趨全球化的世界中，重振其在全球健康事務的領導能力與地位，SARS 疫情與新型流感的蔓延，確實為 WHO 提供了新的機會，但另一方各種新的行為者的出現，也讓 WHO 的角色受到挑戰。WHO 也試著進入到安全與外交的領域中，藉以獲得更大的能見度及資源。

以上只是就本書內容作了一個非常初淺的介紹，相信讀者在閱讀本書後，將會得到更多對 WHO 與國際衛生界這半世紀以來發展的認識，但 WHO 所處的全球衛生界此時仍不斷地在變化、解構與重構中，例如 WHO 在今年一月則持續召開了由各主要國家之衛生與外交部門高級官員對應如何定位 WHO 未來角色的會議，所以日後 WHO 的發展仍有待我們持續加以關切。

此書的翻譯是由我與基金會現任與前任同仁劭彥、曉萱、曼華所共同完成，他們在基金會期間都有參與 WHO 相關研究或遊說的經驗，所學領域也分別涵蓋國際政治、國際衛生與英文口筆譯，可說是此書最適切的翻譯團隊人選。我們邊作邊學，時有新的體悟，是在書成之外另一個無可言喻的知識收穫。也希望本書

可以為日後台灣對 WHO 與全球衛生的研究立下一塊墊腳石，讓
更多的人藉此爬得更高、看得更廣。當然本書疏漏仍在所難免，
若海內外讀者方家發現譯筆有何錯誤或不妥之處，敬祈不吝賜教
指正。

財團法人台灣醫界聯盟基金會　執行長

林世嘉

2010 年 3 月

目　次

圖目次

表目次

格（Box）目次

導言 國際衛生合作史

作為聯合國體系內負責處理健康議題的專門機構，世界衛生組織（World Health Organization；WHO）在 1948 年被正式設立，然而在 WHO 創立前，可溯及數世紀之久的長遠國際合作史就業已展開。歷史記載，公元前 412 年所爆發的流感、公元前 430 年蔓延於雅典的瘟疫（據信是斑疹傷寒）、14 世紀惡名昭彰的黑死病（淋巴腺鼠疫），以及從 1492 年，所謂哥倫布的船員在東西半球間散佈的傳染病[1]，都是人類持續預防與控制疾病在各大陸間傳播挑戰的例證[2]。

對現代公共衛生史而言，自 19 世紀前半葉勃興的國際衛生合作則十分重要。由工業革命帶動的社會與經濟變遷，增加了大規模人口受傳染病侵襲的脆弱性，各別政府採取了共同措施以強化預防和控制傳染病的擴散。當時英格蘭濟貧法委員會（Poor Law Commission）的秘書 Edwin Chadwick 公爵，在 1839 年發表了一份先驅報告，《關於大英帝國勞動人口的衛生情況》（*Report on the Sanitary Condition of the Labouring Population of Great Britain*），指出因年老或暴力而死的人數，與因特定疾病而死的人數比例為一比八。在 1820 年代與 1830 年代中，五歲以下兒童死亡率幾乎高達三分之一，Chadwick 在當時希望引領英國的社會改革，因此利用這

---

[1] 參見 Alfred Crosby, *The Columbian Exchange : biological consequences of 1492* (Westport, CT：Greenwood Press, 1972).

[2] 參見 Sheldon Watts, *Disease and Medicine in World History* (London: Routledge, 2003).

些發現，以及隨科學知識發展世人逐漸瞭解到危害健康的成因，例如微生物學理論（醫學病原學），從而引起人們廣泛的注意，並提出政策措施以改善衛生情況遍及至全國性的公共衛生。

　　除了這些針對改善國內衛生狀況的努力外，各國政府也瞭解到有必要在國際間進行更大程度的合作行動。19 世紀的歐洲帝國主義，以及後來加入行列的美國與日本的快速擴張，造成大規模貿易、資本與人員的流動，所伴隨而來的重大社會變革則以急速的工業化、人口流動的增加與廣泛的社會經濟不平等型式出現，並為像是如流行性感冒、霍亂、傷寒、斑疹傷寒與肺結核等傳染性疾病的進一步擴散創造出成熟條件。在 18 世紀期間，傳染病一向是「較為零星且孤立的」[3]，甚至如白喉與流行性感冒的疾病還出現顯著的減少，即使是天花似乎也可透過疫苗接種的醫學新措施而被控制，但這全都在 19 世紀改變了，越來越多人瞭解到若疏於關切公共衛生，將妨礙正處於蓬勃發展中的貿易聯繫與帝國建立。

　　1851 年到 1938 年間，一共召開了 14 次國際衛生大會（International Sanitary Conferences），為更全面的國際衛生合作立下了基礎。隨著醫學的發展，1892 年各國簽署了一份《國際衛生公約》（International Sanitary Convention）開始規範檢疫與衛生的實施。在 1903 年前共有四項公約被簽訂，後來被編纂並合併到《國際公共衛生條例》（International Sanitary Regulations）中，也就是現今《國際衛生條例》（International Health Regulations）的前身。【編按：sanitary 在漢語意涵上較近於衛生、清潔之意，至於 health 意涵則較為廣泛與全面，多指包含衛生意義的健康，因此國際衛生條例（International Health Regulations）應譯為國際健康條例較佳，但

---

[3]　F.H. *Garrison, An Introduction to the History of Medicine* (Philadelphia:WB Saunders, 1929).

國際衛生條例在 WHO 的漢語翻譯及國內似已成為約定成俗的說法，至於前者在 WHO 漢語官方網頁則譯為國際公共衛生條例，特此說明】。1907 年，一個常設機構，國際衛生局（Office International d'Hygiène Publique；OIHP）在巴黎成立，宗旨為收集並報告會員國流行病的資料。然而，1902 年美洲區域所先行成立的泛美衛生局（Pan American Sanitary Bureau，見以下）卻沒有加入 OIHP。

後續主要國際衛生合作機構的發展，則是 1920 年在第一次世界大戰後所成立的國聯衛生組織（League of Nations Health Organization；LNHO），創設國同意「致力在疾病預防與控制的國際事項上採取措施」[4]。創設者預設它的角色不只僅如 OIHP 在流行病學的資料收集與報告而已，還包括一個在疾病預防與控制的更積極角色。1918 到 1919 年間災難性的流感大流行，在全世界奪走大約 2,500 萬人的性命，清楚說明了國際上需要更大的集體行動。也許人們印象更為深刻的是公共衛生的改善可透過源自 19 世紀中期的社會改革來達成，這也指出了藉由各類範圍廣泛的活動可達成的可能成果。然而，擴大國際衛生合作範圍的企盼，卻被更大範疇的政治發展所制約，導致尤其是美國在國聯會籍上的缺席。這三個主要國際衛生組織的同時共存也造成彼此間相當大的活動重疊與對立[5]。

除了政府之間的合作外，眾多關切衛生活動的非政府組織也在此時成立。創設於 1919 年的紅十字會聯盟（The League of Red Cross societies，即之後的國際紅十字會與紅新月會〔Red Crescent Societies〕），「源自改善健康、預防疾病與緩和苦難的全球聖戰使

---

[4] *Covenant of the League of Nations*, New York, 28 April 1919, Article 23(f).

[5] Octavio Gómez-Dantés, "International Health in the 20th Century:agenda, negotiations and agreements," *Salud Pública de México* 45, no.4 (2003)：316-32.

命」[6]，將 1860 年代起由瑞士公民在戰爭期間提供人道救援的計畫聯合組織起來，成長為一個獨立於政府外的全球社團運動。

　　1913 年成立的洛克斐勒基金會國際衛生委員會（International Health Commission，後於 1916 年更名為國際衛生局，International Health Board），目標則為擴大洛克斐勒衛生委員會對鉤蟲病的根除工作。除鉤蟲外，該局早期的工作還包括對黃熱病、瘧疾和肺結核的控制、公共衛生教育，以及病毒等相關的研究。1927 年國際衛生局解散，原本工作則由國際衛生部門（International Health Division）接手，在這段時期對主要國際衛生合作的貢獻有，支持在美國與世界各地成立公共衛生學院，發展對抗黃熱病的疫苗。至於在二戰前成立的其它關注健康議題的重要慈善基金會還有福特基金會（Ford Foundation，1936 年成立）以及衛爾康基金會（Wellcome Trust，1936 年成立）。到了 20 世紀末，在健康領域中，慈善基金會的角色已有顯著的成長，甚至可與政府間組織相匹敵。

區域性衛生組織的創立

　　與 OIHP 和 LNHO 同一時期，但由不同成員、功能與資源組成的各類區域性衛生組織也相繼創立。1830 年代晚期成立的鄂圖曼帝國君士坦丁堡衛生高等委員會（Conseil supérieur de Santé de Constantinople），透過採取檢疫措施來處理黑死病的擴散。1840 年在摩洛哥成立的丹吉爾衛生委員會（Conseil Sanitaire de Tanger）目標則為控制諸如黑死病與霍亂一類傳染病的擴散。1843 年，成立於亞歷山大港（Alexandria）的埃及檢疫局（Egyptian Quarantine

---

[6]　International Red Cross and Red Crescent Movement, *Red Cross and Red Crescent:portrait of an international movement* (Geneva：ICRC, 1992)

Board），則是要強化對抗輸入型傳染病的努力，它後來成為 OIHP 的區域傳染病局。1867 年，波斯國王設立了帝國衛生委員會（Conseil Sanitaire de l'Empire），以不定期集會的方式來處理公共衛生事務。在歐洲 1856 年成立的多瑙河歐洲委員會（European Commission for the Danube），其職責範圍內則涵蓋了部分公共衛生的活動[7]。

最重要的區域衛生組織當屬泛美衛生局（PASB，一開始的名稱為國際衛生局，International Sanitary Bureau），由於泛美衛生局對 WHO 在結構與職責上的影響力，因此它的起源，以及最後被整合到 WHO 的過程在此有必要加以詳述。PASB 也是因 19 世紀歷次的國際衛生大會而成立，然而由於這幾次大會過度偏重歐洲觀點，讓某些國家有所反感。雖然前四次大會的焦點是擺在對大西洋兩岸都造成嚴重威脅的霍亂上，但黃熱病，這項美洲主要的疾病威脅卻被冷落在一旁。1881 年在華盛頓特區召開的大會上，其中一位參與者 Carlos Finaly，他是代替古巴與波多黎各出席的西班牙特別代表，於會中發表了一項重大的科學理論——黃熱病的傳播乃是透過埃及斑蚊（Aedes aegypti，當時被稱為 Stegomyia fasciata）的病媒。隨著醫學的發展，美洲國家間的衛生合作運動也逐步開展。

1890 年在華盛頓特區召開的第一屆美洲國家會議（First International Conference of American States），創立了美洲國家國際聯盟（International Union of American Republics，今日的美洲國家組織，Organization of American States），原先成立的目的是要收集並傳播商業資訊，但 1901 年 10 月在墨西哥市召開的第二屆大會，則建議聯盟召開一項由「美洲各國各衛生組織的代表大會」，以制訂「衛生協定與條例」，並「指定一個由不超過五個以上會員國所組成的常設執委會」，即後來總部位於華盛頓特區的「國際衛生局」

---

[7]　WHO, *The First Ten Years of the World Health Organization* (Geneva: 1958).

（International Sanitary Bureau）[8]。1902 年 12 月在華盛頓特區召開首屆美洲國家國際衛生大會共有 11 國與會，旨在確保參與國有效合作以促進美洲健康，大會的目標是在此區域內促成對抗主要疾病威脅的集體行動，也因而成立由主席 Walter Wyman 領導，迄今仍持續運作的最悠久國際衛生機構 PASB。

跟 OIHP 與 LNHO 一樣，PASB 初期的使命與資源也是有限的，它是一個小組織，由美國公共衛生處（US Public Health Service）主導，雖被指控是在使一套複雜的檢疫措施合理化[9]，但 PASB 在會員國與其它衛生組織間促成了收集疫情資料與資訊流通的重要工作，所發表的年度報告則概述了會員國的衛生狀況，慢慢地，它開始扮演一個更積極的執行角色，例如發起黃熱病的根除計畫。1940 年代早期，泛美衛生局將工作調整到改善會員國內的衛生狀況與人民公衛需求的方向上，雖然可檢疫出的傳染病（quarantinable disease）病例與死亡數目持續下降，但小兒麻痺症仍在整個美洲區域內持續擴散；傷寒麻疹與其它立克次體微生物的疾病（rickettsial diseases）在安地斯山脈國家與墨西哥則成為重要的議題；在阿根廷、哥倫比亞、墨西哥與巴拉圭則傳出天花的爆發；查加斯氏病（Chagas disease）在多數的美洲國家中仍都是一項問題；1942 年在智利與美國爆發了兩場嚴重的腦脊髓膜炎（cerebrospinal meningitis）疫情；其它還包括哥倫比亞的腦脊髓炎（encephalomyelitis）、玻利維亞的蜱媒回歸熱（tick-borne relapsing fever）、厄瓜多的雅司病（yaws），以及薩爾瓦多與尼加拉瓜的麻疹。

---

[8] PAHO, *Pro Salud Novi Mundi, A History of the Pan American Health Organization* (Washington, D.C.: 1992).

[9] Elizabeth Fee and Theodore M. Brown, "100 Years of the Pan American Health Organization," *American Journal of Public Health* 92, no. 12 (December 2002) :1888-89.

其它處理衛生議題的國際機構成立，促成 1942 年 1 月在巴西里約熱內盧第三屆美洲國家外交部長級會議的召開並通過兩項有力的決議。第一，美洲國家政府應個別，或透過兩國或兩國以上之間的補充協定，採取適當步驟，透過提供（根據它們的能力）原物料、服務與資金來處理公共健康和衛生問題。第二，為達上述目的，他們應利用與 PASB 合作的各國國家衛生部門的技術援助與建議。西半球國家對泛美衛生局成就的肯定，預示了在 WHO 成立後的幾年間，美洲國家政府捍衛 PASB 獨立性的熱忱。PASB 同時身為 WHO 美洲區域辦事處，其所扮演的雙重角色，具體地表現在作為一個獨立的區域組織，以及又得為 WHO 提供一致且統一領導間持續的緊張關係中。

社會醫學的興起與公共衛生

區域性衛生組織的成立，在許多方面受惠於衛生合作的成果。然而，在職責、制度能力的差異，以及也許最重要的，對於從事公共衛生的觀點，證明是造成其殊異性的根本。雖然國際衛生大會的召開顯現出國家在衛生合作上一個史無前例的投入，但其範圍依然狹隘，並僅侷限在特定的傳染病，尤其是霍亂，更廣泛的則包括鼠疫和黃熱病上。大會的重點擺在傳染病上是可被理解的，因為在 19 世紀後期，據信有超過半數的死亡可被歸咎於由水源、空氣或食物傳染病媒造成的[10]，但處理這些疾病的國際性行動卻很有限，雖然強調監控與通報，但少有針對疾病預防、控制或回應的行動。

---

[10] K. Celeste Gaspari and Arthur Woolfe, "Income, Public Works and Mortality in Early Twentieth Century American Cities," *Journal of Economic History 45*, no. 2 (June 1985): 355-61.

換句話說，國際衛生合作所反映的，主要是歐洲列強的關切部份，也就是避免傳染病干擾他們在母國與海外的政治和經濟利益。

奠基於英國公共衛生先驅者諸如 John Snow 與 Edwin Chadwick，以及法國和德國衛生與社會改革者，像是 Jules Guerin、Alfred Grotjahn 與 Rudolph Virchow 的工作成果上，社會醫學作為一門學門的發展則是尋求瞭解健康、疾病與社會境遇之間的關連性。重要的是，社會醫學不僅攸關學術研究的利益，它的實踐者也是試圖改善社會境遇的政治改革家、激進份子與行動者。社會醫學發展上最有名的早期思想家 Virchow 是一位德國病理學家，後來發展出細胞病理學理論（the theory of cellular pathology），他也是一位社會改革的致力者，認為「政治……只是更大規模的醫學」。對 Virchow 而言，「醫師天生就應該是窮人權益的促進者」。醫學歷史家 George Rosen 將 Virchow 的原則歸納為下列幾點：

1. 社會與經濟境遇深刻影響著健康、疾病與行醫；
2. 群體健康是社會應關切的事項；
3. 社會應同時透過個人與社會的手段來促進健康。[11]

在 20 世紀的前半葉，社會醫學以多種方式的發展，挑戰了逐漸宰制現代醫學實踐的生物醫學典範。如 Porter 所言：

Virchow 已清楚表述出有需要發展一個社會學的研究方法，以探究如何極大化健康與疾病預防的條件。受到 1920 年代蘇維埃革命社會下社會學醫學（sociological medicine）和社會衛生試驗的啟發，使得在兩次大戰的戰間期中

---

[11] George Rosen, *A History of Public Health* (Baltimore, MD: John Hopkins University Press, 1993).

（interwar），大西洋兩岸的社會醫學改革者相信為醫學創造出一個社會政治的角色，可藉由轉向社會醫學的方式來達成[12]。

　　在英國內部，社會醫學促成了設立免費全民醫療服務這項基礎社會權的政策討論。在美國，社會醫學在耶魯大學獲得了一個立足點，該校成立於 1931 年的人類關係機構（Institute of Human Relations）試圖將醫學整合到社會不平等的研究上。1930 年代的經濟大衰退，在兩次大戰的戰間期內強化了根據健康與疾病多重因素分析的政策支持。在拉丁美洲為洛克斐勒基金會工作的比利時醫師 René Sand，由於 John D. Rockefeller 的支持，促成了在巴西和秘魯成立社會醫學的機構，因為 John D. Rockefeller 認為「最好的慈善就是不斷追求瞭解造成不幸的原因——對原因的追求瞭解後，則試圖去治癒不幸的根源」。1945 年，在洛克斐勒基金會的背書下，Sand 被任命為布魯塞爾大學（Brussels University）首位社會醫學教授（參見 Box I.1）。至於在國際層級上，Porter 描述道：

> 國際聯盟衛生組織的理事會把社會醫學的發展視為一個優先項目。國際勞工組織在委員會中的代表則不斷表示，在根本上影響著工人健康的醫療服務獲得的問題，不能從社會醫學的議題中抽離。在二次大戰前，洛克斐勒國際衛生委員會也指出，社會保險應位於政策促進議題的中心[13]。

　　雖然我們可以看到社會醫學理念在兩次大戰的戰間期中獲得學術思想和政治支持的蓬勃歡迎，但在二戰結束後，強烈的地緣政治對立馬上籠罩了國際健康政策的議程。在國家層級上，對於疾病

---

[12]　D. Porter, "How Did Social Medicine Evolve, and Where is it Heading?," *PLoS Medicine* 3, no. 10 (October 2006): 1667-72.

[13]　Ibid.

控制與管理各類殊異的理論觀點，型塑了公共衛生如何在不同國家間作為一門學門的發展及實踐。特別在美國，公共衛生的定義是一個生物醫學（治療）的模式，重心擺在對個人慢性病風險因素的管理，此途徑仍持續型塑著今日的政策措施。在拉丁美洲，社會醫學則與公共衛生分道揚鑣，而試圖努力成為實現基於馬克思主義社會和政治理論基礎上的社會改造之核心部份。在歐洲，福利國家的興起，則包含以社會保險架構來提供運作資金的全民醫療體系之建立。

　　然而國際上在創立 WHO 時對調和社會醫學與生物醫學衝突的努力，卻不敵冷戰格局的快速興起。在美國政府的保守派圈子裡，認為社會醫學帶有「社會主義」的調性，與他們日益擔憂的共產主義興起有著密切關係。除了對蘇聯影響力的戰略關切外，對於國家與市場適當角色的不同哲學觀差異也延伸到了對 WHO 職責的定義上，但又擔心重蹈國際聯盟的覆轍，因為美國的缺席使得國聯衛生組織無所作為，因此妥協的方案被找了出來。在本書之後的章節將談到，重心在個人行為與生物學的生物醫學，與重心在瞭解並改善健康和疾病基礎的社會環境的社會醫學，兩者原生的緊張關係，在過去的六十年型塑了 WHO 的職責、組織結構與活動。

Box I.1　René Sand 與社會醫學

　　比利時醫師 René Sand（1877-1953）被認為是公共衛生思想與實踐的先驅者之一。1921 年，他加入紅十字會擔任秘書長，後來擔任 1929 年成立的國際醫院協會（International Hospital Association）首任總裁，1937 年出任比利時衛生部部長。第二次世界大戰後，他成為布魯塞爾大學（University of Brussels）社會醫學的系主任（1945-1952），此外還參與了國聯衛生機構與世界衛生組織的部份重要活動。然而，Sand 最大的影響力展現在兩本重要的著作中，分別是《人類經濟的社會醫學》（*L'Economie Humaine par la Médecine Sociale*，1934）和《邁向社會醫學》（*Vers la Médecine Sociale*，

1948），後者乃是當代關於公共衛生哲學最重要的一本論述。「社會醫學」一詞需要對美國讀者作些解釋，它不僅包括醫師與護士的工作，還含納了工程師、生理學家、心理學家、衛生教育者與其它參與公共衛生計畫的專業人士。他說到，「對單獨的個人而言，預防和治療疾病的技藝被認為是個人醫學，對社會總體而言，是公共醫學，對處在需要採取特別措施情況下的人類與階級而言，則是社會醫學」。

後面的這兩個領域一般都會被含納在我們對公共衛生的定義中，在一系列激勵人心的章節中，Sand 醫師檢視了醫學專業與醫院、個人衛生與公共衛生、「社會醫學」、醫療產業、社會援助、人類學與心理學的歷史，以及「社會醫學」在不同國家中的歷史與哲學觀。

Sand 醫師在 1951 年獲頒國際公共衛生領域工作者的最高榮譽，世界衛生組織的 Leon Bernard 獎；但多年以來，他最大的成就與貢獻依舊是那本重要的著作，《邁向社會醫學》。

資料來源：“Editorial:René Sand,” *American Journal of Public Health* 43, no. 11(November 1953): 1476-77. www.ajph.org/cgi/reprint/43/11/ 1476

本書的輪廓

正當 WHO 在 2008 年慶祝成立的 60 週年時，本書提供了一個關於它在國際衛生合作獨特角色的及時性描述。對外行人來說，醫學是一門高度專業化的科學志業，至少在理念上應遵從普世共同價值，在實踐上則應去政治化。的確，現代版的《希波克拉提斯宣言》（Hippocratic Oath），即《日內瓦宣言》（Declaration of Geneva，1948），包含了這段話，「我不因宗教、國籍、種族、政見或社會地位的不同，而影響我對病人應盡的責任」（I will not permit considerations of religion, nationality, race, party politics or social standing to intervene between my duty and my patient）。

然自成立之初，WHO 就一直陷入理想願景與現實政治（realpolitik）的糾葛中，WHO 以最寬廣的意涵來處理「健康」議題，這讓它的使命直接處在一個廣闊的社會脈絡下。除此之外，所謂良好健康的普世價值一直沒有釐清最能影響個人與群體健康狀況的因素究竟為何、社會應如何處理它們，以及在既定的有限資源下，何種與健康相關的目標應具有優先性。科學知識的進展，擴展了延長預期壽命與生活品質領域的可能性，但也使得立基於價值基礎的選擇更形困難，正是這些原因讓健康政策的論辯成為具有高度政治爭議性。

本書的用意並非評估 WHO 是否違反了一個理想化，且多少存有爭議的醫學與實踐願景，雖然這的確是醫學專業者與 WHO 對自我的認知，但也因此大致解釋了為什麼 WHO 大多數的發展史都被忽略了分析。然而，本書一開始就承認到國際衛生合作不論就其主旨與進行的環境中，背後都與意識形態價值有著密不可分的關係，某些人或許會對此感到嘆息[14]，但本書仍將國際衛生合作的政治性視為給定的（given）。世衛組織身處在一個通常是由相互競爭的理念、利益與制度所構成的複雜景貌中[15]，因此本書對 WHO 是從它的溝通，以及特別是協調、斡旋國際衛生中政治性事務的能力來進行評估。

第一章討論 WHO 的成立，以及在第二次大戰後對其職責的定義，並敘及嵌附（embedding）在世衛組織組織法裡頭的社會醫學思想，以及其中有強大的壓力要將重心集中在生物醫學的介入措施。值得一提的是，這個在戰後成立的新組織被功能主義者

---

[14] 例如可參見 Robert Bedeski, "UN agencies must be depoliticized," *Taiwan Journal* (13 May 2005).

[15] Charles E. Allen, "World Health and World Politics," *International Organization*, 4, no. 1 (February 1950):27-43.

（functionalist）視為是透過基本需求的提供來促成世界和平的一組制度中的一部份。由 David Mitrany 所引領的功能主義者[16]，認為所謂「世界政治財富－福祉面項」（wealth-welfare dimension of world politics）的實現，是因為這些利益天生的和諧性從而可以團結跨國人民。在這個面項上，健康被視為是一個核心的部份，位於「低政治性」（low-politics）的領域中，在此，國家利益能透過國際合作而非競爭的方式來被強化。相反地，「高政治性」（high-politics）則關切國家核心價值與自我保存的維持和追求，功能主義者相信 WHO 透過對國際衛生合作的推動，將可成為和平與安全的基礎之一。如第一章所談到的，這個觀點將 WHO 預設在低政治性而非高政治性領域內，也定義出了對此一組織的期望所在。

　　第二章的一開始則先討論 WHO 的基本架構，以及它的三個制度層級，雖然關鍵的決策機制自成立以來從未改變過，但計畫的範圍與層級間的相對平衡關係卻不斷出現變化。本章也討論到 WHO 的會員資格與預算，兩者一直受到組織內外的政治因素影響。

　　第三章則選擇性地描述 WHO 針對對抗疾病的活動，某些人認為這應該是世衛組織的工作重心。從 1950 年代的瘧疾根除行動規劃（Malaria Eradication Programme）開始，WHO 發起一連串「垂直式」（vertical）計畫，雖然出現重大的成功，特別是 1979 年天花的根除。但關於垂直性與水平性（horizon）計畫間的孰優孰劣，在世衛組織的歷史中一直是個備受爭論的議題。除此之外，WHO 在處理健康的廣泛決定因素，亦即造成健康與疾病的社會因素上也作了相應的努力，這會在第四章談到。WHO 對社會醫學的重新強調，雖然被視為是一個開創性的作為，但也因此使得世衛組織受到強大

---

[16] David Mitrany, *A Working Peace System:an argument for the functional development of international organization* (London:Royal Institute of International Affairs, 1943).

政治與經濟利益的挑戰，從而開啟對它本身踰越組織法所賦職權，甚至是政治化的指控。

第五章則檢視 WHO 如何回應一個日益全球化世界的調適壓力來作總結。1990 年代起，在世衛組織的操作環境中出現了重大的改變，人員與其它生活模式；資本、貨物與服務流動的強化；以及跨越全球的資訊、知識與理念，即眾人皆知的全球化，使得 WHO 在**國際**（*international*）衛生合作（在會員國間）的職責上出現了新的討論。除此之外，這些流動引發了**全球**（*global*）衛生合作需求的問題，以處理那些無法單獨由國家機構來處理的健康需求。例如健康議題與經濟、貿易與安全政策的交集，導致公共衛生社群必須與其它重要的部門進行互動，新的全球衛生計畫的成立，部份是出於對國家與市場之適當角色更廣闊的意識形態爭論，以及對傳統以國家為中心的 WHO 感到不滿，使得新的制度行為者獲得更大的影響力，這些行為者包括私人公司、慈善基金會與公民社會組織（civil society organizations；CSOs）等非國家行為者，它們某些同時在經濟與政治上擁有更充裕的資源，然而也提升了在特定健康議題上的專業競爭關係，而從國際衛生合作到全球衛生合作的轉變，也使 WHO 對其未來的角色面臨到比以往更深刻的質問。

第一章　世界衛生組織的創立

　　國際衛生組織的起源主要出於 19 世紀列強強化自身經貿利益的需求，到了 20 世紀，則擴及至更廣泛的政治辯論，即探討國家在提供社會福利需求上應扮演何種角色，這深深影響了 WHO 的理念與創立。它對先前國際性與區域性機構的承繼，也被反映在其職權與會員資格中。自成立以來，WHO 就與二戰後的各類政治與經濟事件發展密不可分。

戰後政治和國際衛生合作

　　第二次世界大戰結束後的世界幾成廢墟，各國領導者同意召開會議來討論設立一個機構能將當時存在各區域與國際的各類衛生組織統整在一起。這個處理衛生合作的機構對戰後秩序結構之建立似有明顯的優先性，第一次大戰後流感疫情肆虐的歷史教訓，就清楚地指出重大衝突後各政府間採取有效合作行動的需求性。在二戰期間與戰後，大規模的人口遷徙活動，其中許多人因缺乏基本的食宿和醫療照護，出現了某些導致傳染病微生物與病媒的播散情況。實體與經濟基礎建設的被破壞也弱化了許多政府應對衛生需求的能力，比方說，在大戰期間和戰後，由於蚊蟲與東南亞區域內不同病毒株的播散，使得登革熱的案例數立即在此區域中增加[1]。同樣地，性傳染病於兩次大戰後在軍隊中再

---

[1]　WHO, *Report on Global Surveillance of Epidemic-prone Infectious Disease*(Geneva:Epidemic and Pandemic Alert and Response, 200).

度傳出爆發[2]。各國政府面對這些艱鉅的衛生挑戰再再指出了一個對國際集體行動的明確需要。

因此或許令人感到好奇的是，成立一個世界性衛生組織的任務竟不在 1945 年 4 月到 6 月於舊金山舉行的聯合國國際組織大會議程上。在大戰甫落幕之際，各國注意力集中在急難救助上。急難醫療照護是由 1946 年設立的聯合國緊急兒童基金（UNICEF）和 1943 年設立的聯合國善後救濟總署（UN Relief and Rehabilitation Administration；UNRRA）來提供，用以援助自軸心國所解放的各區域。然而，出於對戰後新興傳染性疾病的憂慮，促使同盟國開始草擬行動計畫。UNRRA 在 1943 年舉行的首屆會議，就將衛生工作視為其主要且基本的職責之一。

在聯合國會議上對於衛生合作的忽視，使得巴西和中國代表呼籲，「醫療乃維繫和平支柱之一」。兩位代表呈遞一份聯合聲明，建議「應在數月內召開一項大會，以討論設立一國際衛生組織」。1946 年 2 月，聯合國經濟社會理事會（UN Economic and Social Council）同意本年稍晚將在紐約舉行國際衛生大會（International Health Conference），「討論在公共衛生的領域內，國際行動的範圍與適當的機制，以及在聯合國體系內成立單一國際衛生組織的提案」[3]。

大會準備工作的任務則是交給了由 16 位來自「國際衛生領域的專家」[4]組成的技術籌備委員會（Technical Preparatory Committee），並由 René Sand 擔任主席，幾乎所有的專家都是各國衛生部長或高階公衛官員，委員會於 1946 年 3 月到 4 月在巴黎召開，「為大會準

---

[2]   Adrian Bingham, 'The British Popular Press and Venereal Disease during the Second World War,' *The Historical Journal*, 48, no.4(December 2005):1055-76.

[3]   *Official Records of the World health Organization*, 1(1948): 39.

[4]   Ibid.

備詳盡的議程與討論的提案」，包括世衛組織的組織法草案與各類相關決議。許多國家代表，尤其是法國、英國和美國的代表，兼具有個人專家代表與當時存在的衛生組織代表之雙重身份，因此委員會為世衛組織的職權、治理架構、行政與財務等關鍵面項提出了草案，但委員會留下兩項議題給大會議決：一是在何地設立總部；二是比較具挑戰性的，即區域組織如何與新的衛生組織協調甚至與之完全整合。我們之後將會討論到這個問題多年後仍就是個持續爭論的議題。

　　1946 年 6 月在聯合國的協助下召開了首次國際衛生大會，聯合國當時 51 個會員國全數參與，加上 13 個非會員國以及同盟國管制委員會佔領下的德國、日本和韓國，還有聯合國其它相關機構的觀察員都參與此會。當然，當時存在的國際衛生組織如 OIHP 也以諮詢方的身份受邀。經過四週半的討論，大會對新組織的組織法、解散 OIHP 的議定書與設立臨時委員會（Interim Commission）負責承接 LNHO 與 UNRRA 在衛生事務方面的職責，直到 WHO 正式成立為止。

　　然而再一次地在預期之外，WHO 的正式成立又出現了延宕，因為創建者仍需等到收到第 26 個會員國對《組織法》的批准。對急於讓這個新組織展開工作的人士而言，並未預期到從國際衛生大會的閉幕到世衛組織成立之間出現了這兩年間隔期。延宕的主因為冷戰的揭幕，冷戰不但抑制了戰後國際主義的勃興，還引發了對聯合國適當角色的論辯。在國際衛生中，美蘇之間不斷升高的緊張關係，也被帶進了對健康與疾病決定因素所持的哲學與意識形態之根本信念上。更大的分裂則在於一派人將世衛組織預想為一個擁抱社會醫學價值和目標的組織，而另一派人則試圖限制其職掌，如僅限於疾病監測與控制上。本書在導論中談到，由於美國政府對蘇聯地緣政治的認知觀點，使得對於社會醫學有著先入為主的偏見，成立一個職責廣泛的有力組織之熱忱因此受到抑制，而美國也強力地捍衛泛美衛生組織（Pan American Health Organization；PAHO）的獨立地位，不欲其附屬於另一組織之下。

由於 WHO 遲未正式成立，使得維持國際衛生合作的責任落在臨時委員會身上，其能力旋即受到在埃及爆發的嚴重霍亂疫情所考驗，疫情從 1947 年 9 月 22 日的 3 例，一個月後在紅海及蘇伊士運河兩側的廣大區域內擴增為 33,000 例。委員會立刻請求大量疫苗的支援，隨後從美國、蘇聯、印度等地空運了 2,000 萬劑的疫苗到開羅，其中的三分之一是用捐贈的。雖然到 1948 年 2 月為止，疫情一共奪走了 20,000 條生命，但也使得許多國家紛紛批准了 WHO《組織法》。

WHO《組織法》正式在 1948 年 4 月 27 日生效（日後每年是日成為世界衛生日），同年 9 月 WHO 正式成立，成為聯合國處理健康事務的專門機構。加拿大籍的 Brock Chisholm 因身為起草組織法的 16 名國際專家之一，獲選為 WHO 第一任總幹事（見 Box 1.1）。第一屆世界衛生大會（WHA），即 WHO 的全體大會則在 1948 年 6 月召開。

Box 1.1　WHO 首任總幹事 Brock Chisholm

George Brock Chisholm（1896-1971）於 1948 年成為 WHO 首任總幹事。出生於加拿大的 Chisholm，曾參與第一次世界大戰，返鄉後在 1924 年於多倫多大學取得醫學學位，後來赴在英格蘭實習專攻精神醫學，在渥太華執業六年後，前往耶魯大學專攻兒童心理衛生。二次大戰爆發之際，Chisholm 迅速在加拿大軍隊和政府中竄升，以一名精神科醫師的身份入伍，處理軍人受訓時的精神疾病，之後成為醫療服務的秘書長，此為加拿大軍醫中的最高官階。他是全球首位以精神科醫師身份成為軍醫體系的領導者。1944 年，加拿大政府更設立了衛生部副部長一職，Chisholm 被任命此職的首任者，任職到 1946 年。

同年，Chisholm 身兼 WHO 臨時委員會的執行秘書，他是起草組織法的 16 名國際諮詢專家之一。身為一名國際主義的致力者，他強烈支持國際集體衛生行動，在 1947 至 1948 年埃及的霍亂疫情中獲得見證，他成功促使埃及和其鄰國阻止疾病的擴散，包括檢疫預防措施的實行，對疫苗提供的國際援助也被有效動員。

1948 年，Chisholm 在 46 票贊成、2 票反對的情況下被選為 WHO 第一任總幹事，他堅信不健康是由於人性的弱點而非生物醫學的因素，此一觀點在其任期內造成深刻的影響；他對於廣島和長崎遭受原子彈攻擊後的衛生情況報告深感動容。他總說，「這世界病了，主要因為人類扭曲自我是非價值以及無法和平共處；細菌不再是我們的主要敵人；科學已夠先進可以戰勝它，但迷信、無知、宗教對立、苦難和貧窮的這些阻礙仍橫亙著」。此外，Chisholm 強調同時關注生理與心理健康的重要性，這樣的信念反映到 WHO《組織法》對健康的廣泛定義，在婉拒連任的情況下，他於 1953 年結束擔任總幹事的任期，由 Marcolino Candau 繼任。

資料來源：Allan Irving, Brock Chisholm, Doctor to the World（Markham：Fitzhenny and Whiteside, 1998

定義世衛組織的職權

Yves Beigbeder 對聯合國專門機構的定義是「在特定的職能領域中執行聯合國的重要計畫，並受聯合國大會和經社理事會的監督，但在會籍、計畫、人事和財務等重要面項上都擁有自主性」[5]。設定作為聯合國健康領域專門機構的 WHO 職權，乃是當時創設者的一項核心任務。世衛組織的總體目標如其《組織法》第一條所定義，「使所有人獲致最高可能的健康水準」。這項由 Brock Chisholm、René Sand 和其它社會醫學倡議者的遺產，亦即對健康採取廣闊定

---

[5]　Yves Beigbeder, *L'Organisation Mondial de la Santé* (Paris: PUF, 1997).

義，「不僅為疾病或羸弱之消除，而係體格、精神與社會之完全健康狀態」[6]，則被納進 WHO《組織法》中，反映出許多 WHO 創建者渴望超越先前將重心僅置於生物醫學上的各類組織。除此之外，健康在《組織法》中也被認為是「人人基本權利之一」，各國政府應負起「促進人民衛生」的職責。為了實現其總體的目標，WHO 被賦予 22 項功能，從「充任國際衛生工作之指導及調整機關」為始，終於「採取通常一切必要行動，以求達成本組織之宗旨」[7]。因此 WHO 在其廣泛、無所不包的健康發展與合作願景中，體現了社會醫學的抱負與原則。

關於 WHO 職掌的願景卻受到某些人士的質疑，他們將社會平等的目標等同於二戰後共產主義的擴散，雖然這樣的觀點連結是個錯誤的簡化，此外還欲縮小政府在健康領域的角色，這使他們在和社會醫學的倡議者相比之下，顯然是位於政治光譜不同的立足點上，這項差異導致對於國際衛生合作背後的目標有著根本性的不同觀點，甚至擴及至 WHO 的職掌上。對於支持 WHO 採取一個較為緊縮性職掌的人士認為，雖然不至於如 LNHO 和 OIHP 一樣，僅在收集與傳播對特定疾病爆發的資料，而是偏好將 WHO 的職掌定義成以疾病防治為主。為了避免重蹈美國未加入國際聯盟，以及因此未加入 LNHO 的覆轍，加上戰後處理急難衛生救助的緊急需求，生物醫學的觀點因而充斥在 WHO 首個歷史時期中。WHO 初期的優先項目包括處理瘧疾、肺結核、性傳染病、寄生蟲疾病與病毒性疾病的計畫，還廣泛地觸及營養、婦幼健康、環境衛生、公共衛生行政與心理衛生。在第三章將談到，WHO 對處理特定疾病的努力，呈現了一個勝敗交參的記錄。

---

[6] *Constitution of the World Health Organization*, 1946, Preamble.

[7] Ibid., Article 2.

　　WHO 早期的一項重要任務還有對《國際公共衛生條例》（International Sanitary Regulations）修訂與統合，因為這項條例被視為「大致上是無用的……〔而且〕尤其在執行上嚴重缺乏一致性與統一性」[8]。部份原因是由於 OIHP 和 LNHO 的工作因戰爭而受到限制，儘管傳染性疾病的監控與報告（定期發布在《流行病疫情周報》（*Weekly Epidemiological Record*））都持續進行著。在 WHA 上，則尋求「強烈限制各國提出對條例提出保留的權利，以保證對在公共衛生極具重要性的技術領域中保持一致性」。1951 年 5 月，《國際公共衛生條例》由 WHA 通過（WHA4.75 號決議）；1956 年則更名為《國際衛生條例》（International Health Regulations；IHR）。IHR（1951）是由之前 13 項國際衛生公約的修訂與統整而成，鼠疫、霍亂、黃熱病、天花、斑疹傷寒、回歸熱都列為「需檢疫的重大傳染病」。更重要的是，不像之前的版本僅具建議性質，新的條例得拘束所有簽署國，除非該國「選擇退出」。WHO《組織法》第 22 條指出，「依（《組織法》）第 21 條訂定之規章經衛生大會通過，通知會員國後即發生效力。如於通知中所規定期限內，會員國向總幹事作有不能接納之通知，或申明有保留條件者，不在此限」。此一條文是在起草《組織法》期間內最受爭議者，被許多代表認為侵犯了國家主權，但最終仍同意在五項特定領域內，WHO 具有採取拘束性條例的權力，包括「預防疾病於國際間蔓延之環境衛生與檢疫之必需條件及其它方法」。這不啻反映出承認這些措施在有效保障公共衛生的重要性。

---

[8]　Intergovernmental Working Group on Revision of the International Health Regulations, 'Review and Approval of Proposed Amendments to the International Health Regulations,' A/IHR/IGWG/2/INF.DOC./2, Second Session, Provisional agenda item, 27 January 2005, http:/ftp.who.int/gb/ghs/pdf/IHR_IGWG2_ID2-en.pdf

　　雖然上述工作使得 WHO 早期能在聯合國體系中保持較為低調的角色，執行大致上被視為技術性的活動，但對 WHO 處理影響健康與疾病社會因素的支持則從未被抹滅。冀望 WHO 職權能同《組織法》所規定般地廣泛的人士而言，WHO 創立的初期是個令其感到憂心的開端。兩派觀點間的緊張關係在組織內外導致長期的辯論，隨著 WHO 會員國數目的增加，擴大 WHO 工作範圍的需求逐漸佔了上風。在 1950 年代的初期到中期之間，許多新興獨立國家加入了世衛組織，WHO 所涉入的「技術援助」其程度與性質變成一個討論的主題，在援助發展中國家建立自身的健康體系上，什麼樣功能是 WHO 能夠且應該扮演的？

　　一個常見的觀點是在有限資源下，WHO 應將自身限縮在所謂的「規範性活動」上，諸如標準的制定、醫學用語的統一命名以及臨床指導方針的建立，這反映在 WHO 在公約、協定與條例上的倡議性角色，以及對疾病、死因與公共衛生措施的國際命名法上的建議，並發展、建立與提倡關於食品與生物製品、藥品和其它類似物質的國際標準。這些工作大致都是在總部與區域層級上進行，會員國（衛生部）、其它國際組織、非政府組織與雙邊援助機構能夠利用這個規範性工作來引導其衛生發展工作，比方說 WHO 也許會針對五歲以下幼兒疫苗注射提出建議——根據疾病風險所累積的資料來進行疫苗免疫；為疫苗的相關行政工作、時程與劑量提供臨床的指導方針；以及關於安全與醫學禁忌（contraindication）的資訊。諸如 UNICEF 等操作性組織則尋求利用這些指導方針來支援其援助國的衛生部執行免疫計畫，UNICEF 還可能為這類工作提供資金，或甚至直接透過自身的工作人力來執行疫苗的注射。

　　然而這種對 WHO 所採取的限縮性職責，被某些人批評為一個在規範與技術活動間的一個刻意的人為區分，難道 WHO 可以在完全不涉入技術活動的情況下達成其所欲的規範性活動嗎？規範性

（全球層級）的活動也意味著一個單向或「由上至下」的學習過程，忽略了國家層級的活動如何能直接地注入到規範性工作的發展上。除此之外，WHO 不顯眼的規範性工作則被其它聯合國組織的陰影籠罩，特別是 UNICEF 與聯合國發展總署（United Nations Development Programme；UNDP，設立於 1969 年）從 1960 年代起在健康部門中變得更加活躍時。第四章將會談到，這樣的一個對比在 1980 年代到 1990 年代間更為鮮明，成為主要捐助國施加壓力於聯合國各組織上，要它們展現其「物有所值」（value for money）之處。通常不在鎂光燈焦點下的 WHO 規範性角色，同其它高曝光度的組織比較之下，則開始受到一些貶抑性的批評。

直到今日，與其它聯合國組織相比，這類批評依舊不時成為 WHO 的一個痛處。2001 年，在全球化加速進行的背景脈絡下，當時世衛總幹事 Gro Harlem Brundtland 強力捍衛 WHO 要投入的事項應是有選擇性的，但繼任者李鍾郁，卻試圖使 WHO 參與更多衛生介入措施的執行，藉此提高 WHO 的曝光度。2003 年，他發起了 3 by 5 計畫（3 by 5 Initiative），「在 2005 年為 300 萬名在中低所得國家的愛滋病患者，提供得以延長壽命的抗逆轉錄病毒治療（antiretroviral treatment；ART）」。此計畫所成功達成的範圍我們將在第四章談到，然而這顯現了世衛歷任領導者都感受到在一個變動不居的世界中，WHO 的職責將如何對此進行回應的壓力。

從 1980 年代起，隨著財務資源被逐步縮減，掀起了一陣對於 WHO 是否應維持一個廣泛活動範圍的討論，這些廣泛的活動乃隨著 WHO 成立的時間越久而被加進了世衛的活動內容中，並使得資源因此分散。WHO 應將資源集中在某些特定的策略活動上，使得在某些領域中獲得更大影響力？又或者 WHO 應將資源置於特定的層級上——全球、區域或國家層級？列於世衛《組織法》中的 22 項功能之實現乃 WHO 宗旨的出發點，但 WHO 工作計畫與結構在廣度與深度都逐步成長，隨著時間，以及作為對有限預算資源限制的回應，對於 WHO 所應採取適當活動的組合問題一直被提出來。當前的辯論集中在 WHO 和其它全球衛生計畫相比，其「核心功能」為何，可能包括：

- 在重大衛生事件中提供領導力，並參與聯合行動所需的夥伴關係；
- 型塑研究議程並刺激重要知識的發展、翻譯與傳播；
- 設定醫藥規範與標準，並促進與監督其執行；
- 清楚表達出以倫理和以證據為基礎的政策選項；
- 提供技術支援、提倡改變和建立永續發展的制度能力；
- 監測各國健康狀況並評估健康發展趨勢。

這些核心功能被列於《第十一個工作總規劃》（the Eleventh General Programme of Work）中，為世衛組織總體的工作、計畫、資源與結果的規畫提供了框架。此工作計畫名為「參與衛生工作」（Engaging for Health），時程從 2006 年橫跨至 2015 年的 10 年期間。在制定《第十一個工作總規劃》的過程中[9]，反映出如何對 WHO 職權進行定義的持續挑戰，該規劃的目的是要提供一個「關於健康決定因素與發展方向的長程觀點」，以及一個廣闊的策略架構以引導會員國、夥伴組織與 WHO 秘書處的工作。然而這份規劃的草稿立刻就遭到執委會委員們的關切，他們其中有人認為應將重點放在全球衛生議程，而非 WHO 正在作些什麼上，因此在 2006 年《第十一個工作總規劃》被大幅改寫，並將優先項目的領域從 2006 到 2007 年中程戰略計畫（medium-term strategic plan；MTSP）內的

---

[9] WHO, *Engaging for Health, Eleventh General Programme of Work, A Global Health Agenda* (Geneva: 2005)

36 項，在 2008 到 2009 年則減至 16 項，試圖將優先項目建立的更
為清晰。同時在一群來自世衛組織外部的健康評估與統計專家協助
下，還加上了一組更明確的指標來監測目標達成的程度。職是之
故，該計畫被認為將「促使 WHO 以一個彈性且動態的方式來回應
變遷中的國際健康環境」[10]。

關於世衛組織職掌的爭論則持續著，不論是以社會觀點 v.s.生
物醫學觀點、規範性活動 v.s.技術性（操作性）活動，或是在有限
資源下如何設定優先項目的方式而被表現出來，這些依然還是世衛
組織內部政策辯論上的最主要特徵。至於對 WHO 在過去六十年的
發展則有著不同觀點，Roger Bate 如此寫道：

> 世衛組織早期的信念是傳染性、可預防與可治療的疾病應透
> 過國家與國際的計畫來加以對抗遏止其傳播，然而剩下的較
> 小案例，則應透過以社區為基礎的初級衛生保健設施的逐步
> 發展來處理，但這兩種欲達成最適成果的途徑卻沒被調和，
> 反而是 WHO 在不同時期內因此出現了分裂，任一途徑都想
> 對另一途徑取而代之，許多人應早已瞭解到對這兩種途徑的
> 期望都是不切實際的[11]。

誰進？誰出？人權與政治的角力

WHO 所認同的普世價值，被含納在《組織法》中認為健康是
「人人的基本權利之一」，但在追求實現的過程中卻遭遇到艱難的

---

[10] Monitoring the 11th General Programme of Work, Addendum for the World Health Assembly, May 2006

[11] Roger Bate, "WHO's AIDS Target:An Inevitable Failure," *Health Policy Outlook*, no. 3 (2006), American Enterprise Institute for Public Policy Research, www.aei.org/publications/pubID.23712/pub_detail.asp

阻礙。WHO 的會籍是開放給所有聯合國的會員國，這是基於國際衛生合作有賴於所有國家參與的信念上，但考量到在二戰後仍然存在的各殖民領地，「領土或各組領土，其本身不負國際關係行為責任者」則被賦予副會員（associate membership）的資格。1948 年 WHO 有 55 個會員國，2007 年則增至 193 個會員國，涵蓋了除列支敦士登以外的所有聯合國會員國，以及 2 個非聯合國會員國（紐埃（Niue）與庫克群島（Cook Islands））。非聯合國會員國的領土在世衛大會以票決方式通過後，可用副會員的身份加入（副會員能夠取得完整的組織資訊，但其參與和投票權則有限制）：波多黎各和托克勞群島（Tokelau）就是副會員。政治實體也可被賦予觀察員的地位──例子包括巴勒斯坦解放組織與教廷（梵諦岡）。在規定上，聯合國會員可單邊地透過向聯合國秘書長正式表示已接受 WHO《組織法》之方式來加入 WHO，至於非聯合國會員國在 WHA 以簡單多數決通過後則可被接受加入。領土或一組領土對「其本身不負國際關係行為責任者」，經其國際關係的負責當局代為申請後，可被賦予副會員的資格。

在 1946 年負責起草 WHO《組織法》的國際衛生大會上，普世原則就是一個爭執的焦點，雖然技術籌備委員會支持會籍應向所有國家開放的原則，但聯合國經濟與社會理事會（the UN Economic and Social Committee；ECOSOC）在 1946 年 6 月 11 日所通過的決議則指出，「在對抗疾病，特別是傳染病上……聯合國應有權規範會籍的取得」。實際上這導致 WHO 受制於健康領域外某些特定國家在會籍資格上因政治動機而起的角力。

首起主要爭議是 1949 年東歐集團國家的退出。1957 年 4 月，在其它東歐集團國家恢復世衛會籍的不久後，蘇聯也接著重新參與了 WHO。相關的議題則是「分裂國家」中的蘇聯盟邦，即北韓、東德與北越的加入問題，因為美國、英國與法國反對它們在聯合國，以及包括 WHO 中取得會籍資格[12]。在第 14 屆 WHA 上，一份由蘇聯提出支持普世會籍的決議引發了一場激烈辯論，最終的妥協為承認這些國家能夠且有權以 WHO 會員國的身份加入世衛組織。

在 WHO 內，對於「中國席次」應由誰佔有的歧見，則延伸自更廣泛的地緣政治背景。1949 年國民黨被共黨勢力打敗後，中華人民共和國因此建立，而聯合國的中國代表問題乃成為爭議的主題。1950 年 5 月，台灣曾宣佈退出 WHO 與其它聯合國組織的會籍【編按：當時國府因無力負擔會費之繳納，而單邊宣布暫時退出 WHO，但仍表示願意遵守 WHO 的宗旨和原則，在國府發表退出聲明後，WHO 隨即收到由周恩來署名的電報，表示 WHO 應邀請中華人民共和國參與第三屆世界衛生大會，並驅逐國民黨反動政權的代表，但 WHO 卻未處理該電報。在退出的兩年後，國府重新向 WHO 致函表示已能達到其所規定的會費支付標準，因此欲重新恢復會籍，第六屆 WHA 在不經討論與投票的情況下，重新接納了國府。關於這段史實的詳情，有興趣的讀者可參見，Javed Siddiqi, *World Health and World Politics：The World Health Organization and the U.N. System*（Columbus：University of South Carolina Press）：110-112】。1972 年中華人民共和國（PRC）被賦予 WHO 與其它聯合國組織的中國「席次」，導致中華民國（台灣）相應的退出。自 1997 年起，台灣以「衛生實體」（health entity）的名義，希望強調實際的參與而非政治的考量來申請成為 WHO 觀察員【編按：應為 WHA 觀察員之誤】多次皆未果，但每年的申請都一直受到日本和美國的支持。2007 年，台灣以作為一個國家的身份基礎，並有參與全球疫情警報與反應網路（Global Outbreak and Alert Response

---

[12] Joungwon Alexander Kim and Carolyn Campbell Kim, "The Divided Nations in the International System," *World Politics*, 25, no.4(July 1973):479-507

Network）的需要，轉而將申請升級為取得完整的會員國資格。台灣在 2002～2003 年所爆發的嚴重急性呼吸道症候群（Severe Acute Respiratory Syndrome；SARS）中位於疫情散播的中心點，並很可能成為日後人類流感疾病的前線，陳水扁總統將台灣被拒於全球疫情警報與反應網路外的情況形容為「不人道也不公平的」。雖然有著這些實際的論點，2007 年的 WHA 還是拒絕將納入台灣的提案列於大會臨時議程上，中華人民共和國仍持續宣稱台灣是「中國不可分割的一部份」，中國衛生部長重申「雖然因歷史因素，大陸與台灣尚未能完成統一大業，但中國與台灣同屬一個中國的事實將永不改變」[13]。

另一個在衛生合作上的類似僵局則是發生在以色列身上。1951年，阿拉伯聯盟國家決定不在 WHO 東地中海區域與以色列合作，因此一連到 1954 年，區域辦事處的年會都停止辦理；兩個次級委員會則被設立盼能居中協調，最後以色列被移往歐洲區域辦事處。然而，該區域內的緊張關係又持續因會籍問題而被複雜化。1989年，巴勒斯坦解放組織（PLO）申請取得 WHO 的完整會員國資格，阿拉伯國家則提出願意停止它們對以色列在另一個專門機構，國際電信聯盟（International Telecommunication Union；ITU）會籍上的質疑來作交換。《紐約時報》的報導如下：

> 巴解組織選擇世衛組織為其申請完整會籍的第一個組織，因為它是最容易加入的，只需簡單多數決即可。……在去年它們宣稱是巴勒斯坦國的代表後，巴解的外交官員相信，加入世界衛生組織將代表巴解在贏得國家承認的運動上一個重

---

13 "Taiwan Makes Plea for WHO Membership," *Washington Post*, 11 May 2007, www.washingtonpost.com/wp-dyn/content/article/2007/05/11/AR20070511010 87_pf.html

大勝利。世衛組織的會員資格可能也會提高巴解在紐約聯合
國總部觀察員代表團的地位，若能成為聯合國專門機構的一
個會員國，巴解有權將它在紐約觀察員代表團的據點，稱之
為非聯合國會員國（a non member state）代表團——使得它
在聯合國內的地位等同於瑞士和教廷——相對於其目前在
組織內的觀察員代表團[14]。

　　但此申請被以色列、美國和歐洲共同體的國家所反對，因此
延後一年再議，附帶的條件則是國際紅十字會增加醫療援助給居
住在以色列佔領區的巴勒斯坦人。隔年，在美國政府威脅撤銷對
WHO 財務捐助的陰影下[15]，WHA 投票決定無限期延宕此申請。
以共和黨人 Robert Kasten 為首的 38 名美國參議員致函國務卿
James A. Baker，警告他們考慮採取「一連串懲罰行動，針對任何
一個承認巴勒斯坦的聯合國機構」。負責國際組織事務的助理國務
卿 John Bolton 則將此申請描述為「根本就是不合法的」，並加上
希望 WHO 自身「最終能擺脫此事的干擾」[16]。

　　但此項議題仍懸而未決，1998 年聯合國大會賦予巴勒斯坦觀察
員資格，同樣的舉措也在 WHA 上演，2000 年 5 月，WHA 決議「決
定授予巴勒斯坦在世界衛生大會及世界衛生組織其它會議上的觀察
員資格，其權利和特權則同聯合國大會前述決議的附錄所述」[17]。

---

[14] Paul Lewis, "P.L.O. Starts Effort to Raise Status at U.N. Health Agency," *New York Times*, 20 April 1989, http://query.nytimes.com/gst/fullpage.html?res=950 DE4D7133CF933A15757C0A96F948260&n=Top％2FReference％2FTimes ％20topics％2FOrganizations％2FU％2FUnited％20Nations％20

[15] Paul Lewis, "UN Health Agency Seeks Compromise on P.L.O.," New Y*ork Times*, 20 April 1989, http://query.nytimes.com/gst/fullpage.html?res=950 DE7D91138F934A35756C0A96F948260&n=Top%2fReference%2fTimes%20 Topics%2fOrganizations%2fU%2FUnited%20Nations%20

[16] "U.N. Agency Rejects P.L.O. Role" *New York Times*, 11 May 1990

[17] WHO,"Aligning the Participation of Palestine in the World Health Organization

結語

　　WHO 所立基的理念，以及 WHO 誕生與成立的前幾年間都受到兩股強大，甚至有時還是互相對立的影響力所型塑。一派是任職於技術籌備委員會的公共衛生專家，他們將世衛組織預設為一個由普世會員組成，透過廣泛合作行動來處理世界的生理與心理衛生需求，世衛組織應受社會平等與國際主義的價值領導，致力於人道而非自利的目標。WHO《組織法》將健康強調為一項人權，則是此派觀點長期流傳下來的遺產。

　　第二股影響力則來自將 WHO 視為處於冷戰地緣政治的脈絡背景下，因此世衛組織雖被期望為強化國際衛生合作，但卻在一個有限的活動範圍中。健康的需求大致是以疾病，特別是傳染病的觀點來被定義，而世衛組織被預期主要是在控制病媒並支持科學和技術介入措施的執行。由於 WHO 依然是聯合國體系中的一個次級機構，因此 WHO 將健康目標置於權力政治之上的努力則是徒勞無功。在之後的幾章我們將看到，這兩種對 WHO 的不同願景一直是組織內持續緊張關係的來源。

---

with its Participation in the United Nations," 53rd WHA, A53/40, 19 May 2000, http：//ftp.who.int/gb/archive/pdf_files/wha53/ea40.pdf

第二章 世界衛生組織的結構與功能

　　WHO 的基本制度結構與功能，反映著創建者渴望進一步協調國際衛生合作、整合業已存在的衛生機構及其政治成員間的努力，並試圖將此新組織作為二戰戰後秩序組成核心部份。其中特別重要的就是透過清晰的領導以及無以倫比的技術專業能力來團結政治上的成員，最後形成三個層級的組織結構，雖然原則上讓 WHO 得以結合中央的政策領導以及地方分權的操作能力，但實際上人員、財務資源的適當分配，以及也許最重要的，在總部、區域和國家層級的決策權，卻依然是世衛組織內部持續緊張關係的根源。

世界衛生大會（World Health Assembly；WHA）

　　WHO 於 1948 年正式成立後，組織結構的主要組成部份仍未有所改變。世衛組織的最高決策體是 WHA，WHA 每年召開一次，通常是在五月，以決定 WHO 六年工作總規劃（General Programme of Work）的整體政策方向、檢視和同意執委會（見以下）的報告與合作，以及審查與批准年度預算。除此之外，WHA 亦有任命總幹事（任期為五年）並選舉執委會（見以下）34 名委員的權限。會員國出席 WHA 的代表團是由不超過三名在衛生領域中最具專業技術資格者，並最好由該國衛生行政部門人士組成。其它相關的國際組織與被正式認可的非政府組織代表，則允許以觀察員的身份出席。

在任務的執行上，WHA 設有數個具特定職權的委員會從旁協助，例如「行政、財務與法律事項委員會」（Committee on Administration, Finance, and Legal Matters）、「規劃與預算委員會」（Committee on Programme and Budget）。WHA 亦擁有權力通過諸如衛生與檢疫規定；疾病、死因，與公共衛生措施的專門用語（nomenclature）；還有關於生物製品、藥物與類似產品在安全、純度和藥效的標準，以及第一章所討論到的《國際衛生條例》（IHR）。除非聲明退出，否則條例對所有會員國皆具拘束力。

原則上，WHA 是 WHO 的全會機關，所有會員國均可出席與會，決策是基於「一國一票」的形式，因此所有國家不論規模與實力為何，均擁有同等的決策權。然實際上，多數 WHA 的決策並非以投票，而是採共識的方式為之，並透過建議（即決議）的型式呈現。除此之外，關於設定優先事項這類重要、甚至關鍵的決策，則可能在其它地方，如執委會、秘書處，或各個會員國透過它們決定提供額外指定在特定用途的資金而被作成。會員國所擁有的不同技術能力亦意謂著其影響決策過程的不均能力。

執委會（Executive Board）

WHO 執委會乃監督 WHA 決策的執行狀況。1948 年，執委會僅有 18 名委員，但為反應 WHO 不斷增加的會員國數目，在 2007年，執委會委員數目上升至 34 名。雖然是由 WHA 選出提名執委會成員的會員國，但所提的人選乃被期望為基於個人能力作為「衛生領域的技術著有資格者」而非特定政府的代表。執委會委員三年一任，每年改選三分之一的委員。

執委會每年召開兩次，分別在一月以及接著在五月的 WHA 後召開，主要職責包括為 WHA 準備議程、執行 WHA 決議、提出工作總規劃草案、審查計畫預算、就《組織法》與法規性質的問題提出建議、自動擬定意見或提議交由衛生大會；在關於世衛組織的財務與運作上採取緊急措施，以及執行其它被賦予的功能。跟 WHA 一樣，其下設有委員會協助上述工作的執行。會員國需在一年內向 WHA 提出報告來回應執委會的提議。

秘書處（Secretariat）

秘書處是 WHO 的行政與技術機關，負責執行組織的活動，由位於日內瓦的總部、六個區域辦事處，以及所選定在 147 個會員國設立的國家及聯繫辦公室組成（見以下）。秘書處由總幹事領導，總幹事是由執委會提名並經 WHA 所認可，任期為五年（得連選一任）。總幹事的主要職責包括，作為組織技術與行政的領導者、任命秘書處的人員、準備年度財務報告，以及草擬計畫預算。自 1948 年以來，WHO 一共出現過 7 名總幹事，皆具醫療專業的背景。

1946 年的國際衛生大會在歷經漫長討論後，才同意將 WHO 總部設於瑞士日內瓦的國聯衛生組織舊址。在總幹事 Chisholm 的領導下，世衛組織在此地建立，並將總部、區域與國家辦公室的三層結構連結成一個單一機構。今天，WHO 的日常工作由分佈在組織三個層級約 8,500 名技術與支援人員執行，其中的技術人員多為醫學專業人士。

在這個基本的結構中，過去六十多年來，秘書處所執行的計畫一直不斷受到改變，以反映 WHO 在戰略重點及可獲資源上的轉變。Marcolino Candau（Box 2.1）作為總幹事（1953-1973）的二十年間，相當幅度地擴大了 WHO 的工作範疇以反映《組織法》對健康的廣泛定義。後來的總幹事 Halfdan Mahler（1973-1988）與中嶋宏（1988-1998），仍維持著 WHO 的「全餐」（full menu）途徑來進

行活動規劃。當被問到 WHO 是否應該對所有會員國無所不為，
或僅選擇性地執行重點時，中嶋宏指出會員國在設定優先項目上
的角色：

> 我們在一個非常奇怪的世界中處理業務，舉例來說，美國認
> 為口腔衛生是低優先性的項目，但在今年的世界口腔衛生日
> ——這是其它會員國建議舉辦的——日本牙醫協會舉行了一
> 個盛大的國際口腔衛生大會，這是因為日本老年人口急速的增
> 加，雖然蛀牙已經減少，但牙齒保健卻成為一個非常嚴重的
> 問題。那為何美國認為口腔問題不是 WHO 的優先項目呢？我
> 的理解是，也許因為美國在經濟上無法負擔將牙齒治療納入其
> 新的健康計畫內。同樣的，有些國家會認為癌症不是 WHO 的
> 優先項目，但對我的國家而言，癌症卻是一項優先項目[1]。

Box 2.1　Marcolino Gomes Candau

　　Marcolino Candau（1911 年 5 月 30 日～1983 年 1 月 23 日）是 WHO
歷史上任期最長的總幹事，他在 1953 年獲選擔任此職，並連任直到 1973
年退休為止。他出生於巴西里約熱內盧，在接受公共衛生醫師的訓練後，
以主要作為一名瘧疾學家的身份，在巴西公共衛生局任職了 17 年。這段
期間，他與 Fred Soper 一同在洛克斐勒基金會贊助支持的瘧蚊（A.
gambiae）根除計畫下工作，由於廣受好評的組織技巧，1950 年加入 WHO
成為公共衛生服務部門的主管，並在一年內快速晉升到負責諮詢服務的助
理總幹事。之後在 1952 年，Candau 被任命為美洲區域辦事處，即位於
美國華盛頓特區的泛美衛生局擔任助理總幹事，隔年以 42 歲之齡，獲選
為 WHO 第二任總幹事。

---

[1]　引用自 Fiona Godlee, "The World Health Organisation：Interview with the Director General," *BMJ* 31, no. 6979 (3 March 1995): 583-88.

在選舉過程中，Candau 得到 Fred Soper 大力的支持。Soper 相信疾病根除計畫是建立總體衛生服務的序幕，在 1955 年他們一起說服了 WHA 成立瘧疾根除行動規劃（Malaria Eradication Programme；MEP），並將重點擺在利用殺蟲劑（DDT）來消滅病媒。雖然 Candau 全力支持瘧疾的根除，但他卻對相類似的天花根除計畫顯得意興闌珊，這是因為他在巴西的訓練期間，曾處理過一項失敗的黃熱病計畫之經驗所導致。由於無法觸及到那些居住在偏遠地區的人口，因此他懷疑對全世界人口進行接種的可行性。雖然隨著蘇聯對天花根除計畫的長期支持，以及美國也投入越來越多的努力在此一疾病上，然 Candau 仍深感憤慨地表示，WHO 在根除天花上沒有被提供足夠的資源，並相信在未來此方面的資金依舊是短缺的，因此他聲稱，除非額外有 240 萬美金的資金能提供給 WHO，否則該計畫不可能被執行。出乎他意料之外的是，工業國家決定承諾提供必要的資源，並在 WHA 以罕見的投票方式，會員國同意設立並挹注資金給擴大天花根除行動規劃（Smallpox Eradication Programme）。該計畫在 1980 年宣布達成了其歷史性的目標，而瘧疾根除行動規劃卻在 1971 年降級為瘧疾控制行動規劃（Malaria Control Programme）。

雖然他將會員國的支持錯置在瘧疾根除上，但 Candau 仍在 1958 年、1963 年，以及 1968 年獲得連任。因為他的組織和管理技巧，《時代雜誌》（*Time*）將他描述為一位非臨床的醫師，而是醫師的醫師。此外，因為來自於不結盟國家（nonaligned country），在冷戰方熾的期間，反而享有高於加拿大籍總幹事 Brock Chisholm 的政治優勢。在他獲選為總幹事後，於 1949 年退出 WHO 的蘇聯和東歐集團的國家，接受了他的中立性而一起重返。他的態度與語言被形容為與其儀表一樣圓滑，Candau 尋求避免介入政治問題，而將重點放在諸如操作性任務與為組織尋找財源的實際議題上。

資料來源：“Doctor to the World,” Time, 1 June 1962；　Elizabeth A. Casman and Hadi Dowlatabadi, *The Contextual Determinants of Malaria*（Washington, DC： Resources for the Future, 2002）；　Cynthia Needham and Richard Canning, *Global Disease Eradication： The Race for the Last Child*（Washington, DC： American Society for Microbiology Press, 2003）；　and Jonathan B. Tucker, Scourge：*The Once and Future Threat of Smallpox*（New York： Atlantic Monthly Press, 2001）

　　雖然遵循著特定會員國所引領設定的優先項目，但 WHO 發現計畫的持續增長，卻缺乏相應資源的增加，結果就是有限的資源分散在範圍廣泛的活動上，甚至有時只有一到兩名工作人員負責處理特定的健康議題。如第五章所談到的，成立新的全球健康計畫來處理特定的健康需求，指出 WHO 需要更清楚地定義其相對角色。

　　Gro Harlem Brundtland（1998-2003）擔任總幹事的期間，則對 WHO 總部的現行架構，透過審慎的方式進行了組織刪減與合理化（rationalizing），「讓 WHO 更具回應性、更有聚焦性，並獲得更大的能見度」[2]。她宣稱，「在社會、政治與經濟變遷的深邃背景下，WHO 一直被要求作得更多，但由於全球衛生議程的廣泛性，WHO 顯然無法什麼都作」[3]。Brundtland 將世衛組織在總部的 50 個計畫削減成 35 個，並將其分類到 9 個「群組」（cluster）創造出「一個更扁平化的結構，有著更佳的溝通與更大的透明度」[4]。每個群組都由一位執行主任（Executive Director）領導[5]，提供了「新機會讓 WHO 的活動更具聯繫性，並更能確保目標的一致性」[6]。

[2]　Gro Harlem Brundtland, "Address to Permanent Missions in Geneva," Geneva, 10 November 1998, www.who.int/director-general/speeches/1998/english/19981110_missions.html

[3]　Gro Harlem Brundtland, "Meeting of Interested Parties – Opening Remarks," Geneva, 18 June 2001, www.who.int/director-general/speeches/2001/english/20010618_mipgeneva2001.en.html

[4]　WHO, "Dr Brundtland addresses the WHO staff and the press," Geneva, Switzerland, 21 July 1998, www.who.int/director-general/speeches/1998/index.html

[5]　Adrea Mach, "Brundtland Replaces Top Staff at WHO," *BMJ* 317, no. 7153(25 July 1998): 229.

[6]　WHO, "Dr Brundtland addresses the WHO staff and the press."

　　除了本身的計畫外，WHO 還舉辦了許多共同參與的行動規畫。其中一個最為信譽卓著者，則是創立於 1975 年的 UNICEF/UNDP/World Bank/WHO 熱帶疾病研究和訓練的特別行動規劃（UNICEF/UNDP/World Bank/WHO Special Programme for Research and Training in Tropical Diseases：TDR）。TDR 的任務是協助協調、支援並影響全球對抗對窮人與邊緣人口造成特別嚴重傷害的一系列疾病，資金來自於 4 個共同贊助的組織、22 個國家，以及 12 個其它機構，例如各類基金會。TDR 扮演一個研究與訓練的「全球促進者」（global facilitator）角色，以選擇、引導、資助和發展由其它組織所執行的研究。WHO 總部也同樣主持了「控制肺結核伙伴關係秘書處」（Stop TB Partnership Secretariat），這是一個在 2000 年由超過 500 個國際組織、國家、公私部門的捐助者、非政府與政府組織組成的網絡，致力於根除肺結核這個公共衛生問題。

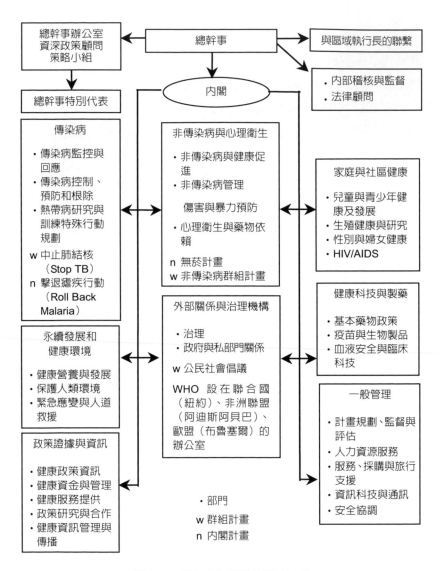

圖 2.1　世界衛生組織的群組結構

資料來源: Gavin Yamey, "WHO in 2002:Have the Latest Reforms Reserved WHO's Decline?" *BMJ* 325 (7372):1107-12 (November 2002), www.bmi.com/cgi/reprint/325/7372

區域辦事處：在一個分權化的結構中達成戰略重點

　　1948 年成立的 WHO 需要將先前業已存在的區域衛生組織整合進來，並成立新的區域機構確保地理上的均衡（表 2.1）。WHO 的六大區域辦事處在 1951 年都已成立，作為支援 WHO 在非洲（AFRO）、美洲（AMRO）、東地中海（EMRO）、歐洲（EURO）、西太平洋（WPRO）與東南亞（SEARO）所推動的工作。每個會員國皆主要以地理的因素，被劃入到某個區域辦事處，但仍有一些例外的情況出現，例如以色列因為東地中海區域的阿拉伯國家拒絕與其合作，而成為歐洲區域的會員。會員國得出席所屬的區域委員會[7]（Regional Committee），區域委員會是一個全會組織，主要由區域會員國的衛生部部長組成。每一個區域辦事處的秘書處約略等同總部的結構，但增加了區域專屬計畫的部份。區域辦事處的領導者是區域執行長（Regional Director），充任 WHO 在該區域中的技術與行政領導者。形式上，區域執行長是由個別區域委員會提名，再由執委會任命。

表 2.1　世界衛生組織的區域辦事處

區域	區域辦事處秘書處	現任區域執行長
非洲（AFRO）	布拉薩	Luis Gomes Sambo
歐洲（AFRO）	哥本哈根	Marc Danzon
東南亞（SEARO）	新德里	Samlee Plianbangchang
美洲（AMRO 或 PAHO）	華盛頓	Mirta Roses Periago
東地中海（EMRO）	開羅	Hussein A. Gezairy
西太平洋（WPRO）	馬尼拉	尾身茂（Shigeru Omi）

[7]　在美洲，區域委員會則被稱為「指導委員會」（Directing Council）。

　　從所享有的獨立性與決策權程度來看，WHO 的六個區域辦事處在聯合國體系內稍顯獨特，區域委員會每年集會一次，制訂區域政策、審查區域執行長提出的區域計畫預算，並監督 WHO 在區域內推動健康發展的合作活動。原則上，區域決策依法需獲得 WHA 和執委會的同意，以確保它們與全球層級的政策一致，但實際上這些機構的議程已成長到某種程度，使得無法進行嚴格的政策和預算控制，從而讓區域執行長與委員會在所屬區域活動上擁有可觀的裁量權。

　　區域辦事處的設立乃基於兩個主要理由，一為早期就認識到有效的國際衛生合作需要對所有會員國設立有效的制度性連結，WHO 的組織結構被預期為應包括總部、區域和國家層級的活動，以強化 WHO 在全球各地執行職責的能力。然而，如何在此三個組織層級間進行權力與資源的適當均衡，依然是一個持續受到爭論的主題。有論者認為，「區域化，以較寬廣的方式來說，是導致 WHO 最多成功的因素之一，特別在確保全球性的合作上」[8]。然而，某些人卻支持一個更為集權化的 WHO，此想法乃基於區域過度的獨立性，不但會使總部與區域間的關係失衡，還會破壞 WHO 維護總體領導的能力。的確，WHO 的區域結構早期曾被聯合國特別基金的技術顧問局（Technical Advisory Board；TAB）所批評，在 1950 年代以前，該局是聯合國專門機構協調他們計畫與工作的機制。TAB 認為 WHO 的工作計畫與區域結構阻礙了達成一種整合性的發展援助計畫，此一批評到今天還時有所聞。

---

[8]　Fraser Brockington, *World Health* (Edinburgh: Churchill-Livingston, 1975), 154.

　　第二個採取分權化結構的理由則較基於政治考量，因為在WHO成立以前，區域性的衛生組織就已然存在。雖然普遍同意這些組織有必要被整合到WHO的結構中，但在關於權力分配、會員資格與財務的事項上卻是相當敏感。PASB，即後來的 PAHO，其支持者強烈捍衛著該組織在疾病控制（如黃熱病）的成功歷史紀錄。的確，在國際衛生大會中，因美國與該區域的其它政府希望維持PAHO的自主性時，這種緊張關係就已經浮現[9]。

　　區域辦事處的獨立性持續是一項爭議的主題，焦點則是其高度的政治性（特別是區域層級人員的任命），以及它們在有效推動WHO計畫的不同能力。Fiona Godlee 寫道：

> 區域執行長是由區域內的會員國而非總幹事所選出，加上他們可以雇用和解雇區域內的人員，特別重要的是，他們擁有任命國家代表（country representatives）的權力──國家代表是 WHO 的前線人員，但由於缺乏訓練與資源，成為 WHO 影響鏈（chain of influence）中最脆弱的一環[10]。

　　當 Brundtland 在 1998 年接手擔任總幹事時，她承認處理區域辦事處的議題將是最困難的任務之一，她決定重塑總部與區域間的關係，並不斷地重述：「一個 WHO：WHO 只有一個，不是兩個──這是指一個資金來自於正常預算，而另一個資金來自於預算外基金，也不是七個──這是指日內瓦的總部與六個區域辦事處」[11]。

---

[9]　H.S. Gear, "The World Health Organization. New York Conference, 1946," *South African Medical Journal* 20, (1946): 515-17.

[10]　Fiona Godlee, "Change at Last at WHO: but will the regions play ball?," *BMJ* 317, no. 7154 (1 August 1998)：296.

[11]　WHO, "Dr Gro Harlem Brundtland, Director-General Elect, The World Health Organization, Speech to the Fifty-first World Health Assembly, Geneva," 51st WHA, A51/DIV/6, 3 May 1998, www.who.int/director-general/speeches/1998

雖然她努力團結世衛組織，但 Gavin Yamey 寫道，「從我訪問 WHO 人員與 WHO 外的衛生專家得到的印象是，區域獨立的功能運作仍妨礙著 WHO 的效率」[12]。同樣地，一個由對抗瘧疾計畫（Roll Back Malaria initiative）的外部審查提到，「（非洲區域辦事處）專業人士的效率性受到了限制，這是因為他們的體系與 WHO 總部關係的缺陷所致」[13]。因此，少有實際作為能駕馭區域辦事處的自主性。一封在 2006 年致函陳馮富珍的公開信也附和類似的關切，要求新任總幹事：

> 尋找讓區域辦事處與總部更為緊密結合的方法，從而讓組織的所有組成份子都能共享一個核心使命並交流共同的資訊，尤其是焦點應擺在從田野到日內瓦的資訊取得，為達此一目標，也許可以重新再研究 WHO《組織法》──其中有空間讓各區域比目前更能直接地與 WHO 的主要部份連結在一起[14]。

WHO 國家辦公室與代表

在 2005 年大約有 144 個 WHO 國家辦公室（country offices；COs）位於被認為需要有國家層級支援的會員國內[15]，其規模大

/english/dgspeech%20wha98%20eadiv6.pdf

[12] Gavin Yamey, "WHO in 2002: Have the Latest Reforms Reversed WHO'S Decline?" *BMJ* 325, no. 7372 (9 November 2002): 1107-12.

[13] Malaria Consortium, *Final Report of the External Evaluation of Roll Back Malaria, Achieving Impact* (London:London School of Hygiene & Tropical Medicine and Liverpool School of Tropical Medicine, November 2002), www.igh.ucsf.edu/publications/roll_back_malaria.pdf

[14] Ruth Levine, "Open Letter to the Incoming Director General of the World Health Organization: Time to Refocus," *BMJ* 333, no. 7576(11 November 2006): 1015-17.

[15] WHO 國家辦公室所在位置的地圖，可參見 www.who.int/countryfocus/

小雖各有不同，但每個國家辦公室都由一名受過專業醫學訓練並不具駐在國國籍的 WHO 代表（WHO Representative；WR）作為主管。WHO 代表是由相應的區域辦事處任命並對其負責，由外籍與駐在國的衛生與其它專家，以及必要的支援人士從旁協助。雖然各個國家辦公室的規模與活動範圍有著極大的差異，但國家辦公室的總體角色是要與駐在國政府一同執行 WHO 的政策和計畫，以及更一般地說，支援該國衛生體系的發展。國家辦公室通常位於駐在國的衛生部裡，有著三項主要功能：政策建議與技術協助；資訊、公共關係與倡議；管理與行政。其它額外的工作要求則來自於衛生部門中越來越多的其它制度行為者，以及 WHO 回應緊急事件與天然災害的需求[16]。國際聯繫辦公室（International liaison offices）則是與國家辦公室有著類似的功能目的，但規模較小。這些聯繫辦公室通常位在希望 WHO 設點，但其實質衛生需求卻不用到設立一個國家辦公室的地方。聯繫辦公室是由一位具有駐在國國籍的聯繫官（liaison officer）作為主管。

在 WHO 的多數時間裡，國家辦公室一直是個低階的執行單位，若能有效運作，它可作為 WHO 與會員國間知識技術的傳遞管道。但到了 1990 年代，由於認識到 WHO 在健康發展領域重要性的日益低落，因此出現對 WHO 國家層級設點適當性與足夠性的質疑。特別是批評區域辦事處主任將任命國家辦公室 WHO 代表的過程當作政治酬庸，而非協助強化會員國衛生部能力的手段。

---

country_offices/map_showing_who_country_offices.pdf

[16] WHO, *WHO Country Offices and Country Focus, Report by the Secretariat*, Executive Board 111th Session, EB116/6, Geneva, 21 April 2005, www.who /int/gb/ebwha/pdf_files/EB116/B116_6-en.pdf

在 1997 年 6 個國家（即所謂奧斯陸集團，Oslo Group）贊助了一項對於 WHO 國家辦公室的獨立研究[17]，分析 WHO 在 12 國家的活動以檢視在關於需求與能力上的成就；藉以瞭解對計畫更有效支援的可能性；以及促成 WHO 總體表現的改善。這項研究其中一個關鍵建議是提出 WHO 與會員國之間關係的「必要設點」（essential presence）概念，研究發現 WHO 的設點不必然總能符合該國的特定需求與能力，因此在窮國的重要設點（當地需要甚殷）與具有高能力國家的合作聯繫（而不是實體設點）之間需為一種光譜的關係。研究建議由於有限資源與不同的需求，WHO 應合理化國家辦公室的數目；在策略上應使國家辦公室的規模和角色符合特定國家的需求與背景環境以成為「必要設點」；透過對 WHO 代表任命的去政治化，以及授權給國家層級的方式來強化國家辦公室的能力；擴大國家辦公室的工作關係使其不僅侷限於駐在國的衛生部。

為了回應這些建議，1998 年 1 月總幹事向執委會提出了一份報告指出：

> 在國家層級上，WHO 代表性與協調性的適當機制應根據會員國的經濟發展與健康狀態，並同時考慮到如何改善其功能，將 WHO 稀有的資源集中到亟需的國家內[18]。

---

[17] Adetokunbo Lucas, Sigrun Mogedal, Gill Walt, Sissel Hodne Steen, Stein Erik Kruse, Kelley Lee and Laura Hawken, *Cooperation for Health Development, The World Health Organisation's Support to Programmes at Country Level* (London:London School of Hygiene & Tropical Medicine, 1997). http：//whqlibdoc.who.int/publications/0N02657577_V1_(ch1-ch2).pdf

[18] WHO, *WHO Country Offices:Criteria for Classifying Countries on the Basis of Need, Report by the Director-General*, Executive Board, 102nd Session, EB102/2, Geneva, 27 April 1998, http://ftp.who.int/gb/pdf_files/EB102/ee2.pdf

這個討論的另一部份則是六個區域間相對的資源分配成為了爭論點，國家與區域資源分配的公式過去一向是基於先前慣例，從 1948 年以來，每一個區域所能分配到的比重大致上都沒有改變，個別區域辦事處可額外接受由會員國所自願提供的預算外資金（EBFs）。在冷戰後各個區域在財富上的變化，特別在東南亞區域與西太平洋區域顯著的經濟成長，以及歐洲區域國家（主要是東歐）的衰退，導致了資源重新分配的呼聲。

隨著對現行架構的檢討[19]，各國同意從 2000 至 2001 年開始執行一種新的體制，各種國家層級設點的不同模式被提了出來，值得注意的是其中一種乃是基於 UNDP 的人類發展指標（human development index），並可依照例如免疫覆蓋率之類的健康指標來加以調整[20]。之後則在各國成立了伙伴關係工作小組（Working Group on Partnership），並召開第一屆 WHO 代表（WRs）大會，這些不同團體與會議的其中一個成果則是導入了國家合作策略（Country Cooperation Strategies；CCS），即「實際上、以國家為基礎的，與 WHO 秘書處合作策略之表述……（以及）一個架構能包含 WHO 支持的完整性，確保世衛組織不同層級能彼此互補」[21]。每個國家策略結合了：

> 對國家需求的現實評估，依據 WHO 國家與區域的優先項目，納入對反映在現今 WHO 總體工作計畫的合作策略考

---

[19] WHO, *Review of the Constitution and Regional Arrangements of the World Health Organization, Report of the Special Group*, Executive Board, 101st Session, Provisional agenda item 7.3, EB101/7, Geneva, 1997.

[20] WHO, *Regular Budget Allocations to Regions*, Resolution of the Executive board, 101st Session, Agenda Item 7.3, EB101.R10；以及 Resolution WHA 51.31, Geneva, 1998.

[21] WHO, *Working within and with Countries, Report by the Director-General*, Executive Board, EB105/7, Geneva, 15 December 1999, http://ftp.who.int/ gb/pdf_files/EB105/ee7.pdf

量。結果則可為一個對各國政府與 WHO 如何對在國家內使
用 WHO 資源的優先性評估達成共識，不論這些資源是來自
於國家計畫、區域辦事處、總部或其它來源，例如 WHO 研
究中心等[22]。

在 2002 年，CCSs 的擴大使用被宣布為 WHO 國家重點倡議
（WHO's Country Focus Initiative；CFI）的一部份，在 2006 年年
底，共有 131 個 CCSs 並在至少兩個區域內展開了「第二代」，後
者是要對「在國家層級上的挑戰與機會作出更佳的分析，更重視衛
生體系以為策略議程作出更好的選擇，並注意到人權、性別與決定
健康的社會因素」[23]，從而改善 CCS 過程與文件的品質。

關於 WHO 應如何在其三個制度層級上分配資源與努力依舊
是個持續論辯中的議題，如將在第五章討論的，在面對到其它新的
全球衛生計畫的強烈競爭，世衛組織一直在不斷增長的壓力下要以
具體成就的型式來展現其價值立足點。WHO 的回應是透過尋求更
具策略性的方式來把重心擺在國家層級的活動、將資源提供給最亟
需援助的國家，以及將其國家辦公室的功能與運作依各會員國的不
同需求來量身打造，但這卻又因不願從總部下放更大的權威而受
阻，從而侵蝕了 WHO 相互協調作為一個單一組織的能力。

WHO 合作中心

雖然秘書處擁有將近 8,000 名的衛生與其它專家以及依照固定
任期任命的支援人員，分別在總部、區域辦事處與各個會員國中工

---

[22] WHO, *Country Focus Initiative, Report by the Director-General*, Executive Board, 111th Session, EB111.33, Geneva, 10 December 2002, www.who.int /gb/ebwha/pdf_files/EB111/eeb11133.pdf

[23] Ibid.

作，但 WHO 仍會利用來自於被指定為合作中心的許多機構之專家建議。將國家級機構用於國際合作上的想法可溯及到國際聯盟的時代，當時國家級實驗室最初被指定為參考中心（reference centers）以進行對生物製品（biological products）的標準化。WHO 在成立之初就指定了更多的參考中心，第一個乃是位於倫敦的世界流感中心（World Influenza Center），該中心提供了全球性的傳染病監測。在 1949 年，WHA 同意 WHO 不應考慮「在轄下設立國際性的研究機構」，而研究「最好是透過協助、協調，以及利用對現有研究機構的活動來發展」。

　　當一直成功地合作執行由 WHO 計畫所支持的共同規劃活動，並且在同一時間可以確實認定這種合作關係將持續時，該機構可被指定為合作中心。一個機構展現出實現世衛組織計畫與目標相關的一項或多項功能之能力，並且擁有獲得國際認可的卓越科學與技術地位，則亦符合被指定為 WHO 合作中心的資格。指定是透過機構所屬組織負責人，或機構本身主管締結協定的方式為之，若為獨立機構則需先與所屬國政府磋商。機構被指定為研究中心的初始年限為四年；並以同樣的時間或在更短的年限內進行重新審查。

　　合作中心能提供總體的科學與技術諮詢，並直接支援各國健康發展的全球、區域間與區域技術合作計畫。中心也必須參與在資訊、服務、研究與訓練方面以支持國家健康發展的資源強化，合作中心的功能包括以下數端：

- 資訊的收集、整理與傳播；
- 技術與診斷、治療和預防物質，以及方法和程序的專有名詞與命名法的標準化；
- 適當技術的發展與應用；

- 提供參照物質（reference substances）和其它服務；
- 參與世衛組織領導下發展的合作研究，包括計畫、發展、監控和評估研究，以及促進研究成果的應用；
- 訓練，包括研究訓練；
- 在特定主題上由數個機構所執行活動的協調。

　　為了實現上述功能，合作中心是一個必要且符合成本效益的合作機制，使得 WHO 能夠完成其職責活動，並能利用遠超過自身擁有的資源。WHO 與世界頂尖中心都有合作管道，這個制度性能力確保了 WHO 工作的科學效度。反過來說，被指定為 WHO 合作中心則可提供該機構更大的能見度，以及被所在國政府認可，使他們從事的衛生議題能得到眾人的注意，為他們開啟了更好的機會與其它機構，尤其是國際級機構間的資訊交流和發展技術合作，並調動來自資金夥伴的額外，且有時甚至是重要的資源。

財務與預算

　　WHO 的財務部份是由會員國繳交的評定攤款（assessed contributions），即正常預算基金（regular budget funds；RBFs）所構成，金額乃每兩年根據聯合國支付能力規模（國民生產毛額與人口）來加以計算，依照這套系統少數高所得的國家提供 WHO 大多數的核心資金。在 1962 年，超過一半的 RBFs 是由蘇聯、英國與美國提供，另外四分之一的金額則來自加拿大、中國、法國、德國、印度、義大利與日本。為確保不使 WHO 成為過度依賴單一會員國的組織，因此得同意任何一國不支付超過總體 RBFs 的三分之一。目前最大的單一支付國仍是美國，佔總體 RBFs 資金的 25%（編按：應為 22% 之誤）。

　　除 RBFs 之外，《組織法》規定 WHO「得接受管理各方對本組織所為之贈與，惟此項贈與所附條件需符合本組織宗旨政策」[24]。這些額外的捐獻，即 EBFs，乃其它聯合國組織、會員國、非政府組織、私人公司或個人所為之自願贈與。在 1950 年代中期以前，EBFs 主要來自於兩大來源，一為創設於 1949 年，目的為透過聯合國與其專門機構的技術移轉來促進經濟發展的技術援助擴大方案（Expanded Programme for Technical Assitance；EPTA），透過一個 WHO 總幹事也參與其中的技術援助委員會（technical assistance board），EPTA 將 EBFs 分配給各個聯合國組織的發展活動上。這些資金被 WHO 用來強化衛生行政、傳染病控制，以及訓練專業和輔助人員。EBFs 的第二個來源則是創設於 1950 年代的聯合國特別基金（UN Special Fund），宗旨為動員更多的資源給予聯合國的經濟與社會發展活動，在 1962 年，該基金合併為 UNDP。

　　1955 年發起的擴大瘧疾根除計畫以及 1967 年的擴大天花根除計畫（參見第三章），造成 WHO 的 EBFs 出現大幅增長。1956 年，美國艾森豪總統同時基於人道和外交政策的理由，決定為瘧疾根除提供充裕的資金。其它主要的捐助則來自 UNICEF，後來的天花根除計畫也採取類似模式，雖然在計畫初期來自 EBFs 的資金不多，但之後它多數的資金則源自於此。

　　雖然 EBFs 從 1950 年代起逐漸開始成為提供疾病控制和根除計畫的重要資金來源，但 EBFs 最顯著的成長則始自 1970 年代。新的資金流向針對研究的特殊計畫，例如在人類生殖與熱帶疾病的領域，EBFs 快速的成長促使執委會在 1975 年展開一個重要研究，對於「預算外資源的角色日益重要，並將持續補充 WHO 常規計畫預算之不

---

[24] WHO, *Constitution of the World Health Organization*, 1948, Article 57.

足」[25]，結果發現 EBFs 是一項受歡迎的資金來源，尤其因為 WHO 從事的技術合作活動的擴增，在此脈絡下研究的結論是，「如果 WHO 欲追求它組織法中的使命，則顯然必須持續預算外資源的上升趨勢」。

這個對於 EBFs 的正面觀點，造成了它在 1980 年代和 1990 年代更快速的成長。在 1970 年，EBFs 占總體 WHO 支出的 20％，其中有超過二分之一是來自其它聯合國組織。到了 1980 年代早期，EBFs 的上升不僅代表著對 WHO 特別計畫的「信任投票」，還意味著對資金來源為 RBFs 的某些活動，即基本藥物、母乳替代品和全民均健運動的「不信任投票」。在財政緊縮的背景下，1980 年代主要捐助國（即日內瓦集團）對所有聯合國組織的 RBFs 導入一項零實質成長（zero real growth）的政策（根據通貨膨脹來調整）。這項政策部份是要回應對某些聯合國組織「政治化」的質疑，特別是 UNESCO 與 ILO，該政策到 1993 年則被一個更嚴格的零名目成長（zero nominal growth，不因通貨膨脹而調整）政策所取代，實質減少了 WHO 的預算。

表 2.2　以雙年度為單位 RBFs 與 EBFs 占 WHO 預算的比例

雙年度	常規預算資金（單位百萬美元）	％ RBFs	預算外資金（單位百萬美元）	％ EBFs	預算總額（單位百萬美元）
1970-1971	142.4	62	42.3	18	230.3 [a]
1972-1973	180.7	59	65.1	21	306.4 [a]
1974-1975	227.7	54	122.9	29	422.5 [a]

[25] WHO, *Organizational Study on the Planning for and Impact of Extrabudgetary Resource on WHO's Programmes and Policy*, Executive Board, 57th Session, EB57/25, Geneva, 1975.

1976-1977	285.7	52	169.1	31	548.7 [a]
1978-1979	352.4	50	245.8	35	708.6 [a]
1980-1981	427.3	47	472.5	53	899.8 [b]
1982-1983	468.9	49	487.2	51	956.1 [b]
1984-1985	520.1	52	470.0	48	990.1 [b]
1986-1987	543.3	51	520.4	49	1063.7 [b]
1988-1989	609.0	43	803.8	57	1412.8 [b]
1990-1991	653.7	41	954.8	59	1608.5 [b]
1992-1993	734.9	42	999.4	58	1734.3 [b]
1994-1995	822.1	41	1200.5	59	2002.6 [b]
1996-1997	822.1	44	1040.5	56	1862.6 [b]
1998-1999	849.6	47	930.0	53	1770.0 [c]
2000-2001	842.7	43	1097.0 [d]	57	1939.7 [e]
2002-2003	842.7	38	1380.5 [d]	62	2222.7 [e]
2004-2005	880.1	31	1944.0 [d]	69	2824.1 [f]
2006-2007	915.3	28	2398.1 [d]	72	3313.4 [f]

備註：
a 引自 Vaughan et al.（1995)表 A4.1，其支出總額不包括國際癌症研究署（International Agency for Research on Cancer）與泛美衛生組織。
b 引自 Vaughan et al.（1995) 表 A4.4，其規劃預算包含 PAHO 與 IARC。
c WHO. *Proposed Budget 2004-2005 Performance Assessment Summary*. Geneva, May 2006. http://whqlibdoc.who.int/hq/ 2006/WHO_PRP_06.1_eng.pdf
d 在 WHO 預算與財務文件中所指的「其它來源」之數目，只含僅對世衛總部提供者，不包括在區域及國家層級上所提供的自願捐贈。
e 支出計畫引自 WHO. Proposed Programme Budget for 2002-2003. 54th World Health Assembly, Doc. A54/INF.DOC./8, 1 May 2001. http://ftp.who.int/gb/archive/pdf_files/WHA54/ea54id8.pdf
f WHO. *Notes on Revisions to the Proposed Programme Budget 2006-2007 since the 115th Session of the Executive Board*. Geneva:2005. http://www.who.int/gb/ebwha/pdf_files/PB2006/P1-en.pdf

　　雖然 RBFs 先被凍結後被縮減，但 EBFs 則持續在數目（in absolute terms）與總體預算的比重上增加，1990 到 1991 雙年度預算期時，EBFs 首度超越了 RBFs（表 2.2）[26]，到了 1990 年代中期，RBFs 與 EBFs 平衡關係的改變，引發了對 WHO 在執行功能上的關切，並導致三個「志同道合」的國家（澳大利亞、挪威與英國），委託了一項對 WHO 資金的大型研究計畫（參見第五章）。該研究（即《奧斯陸 1 號》，Oslo I）的主要結論有：

- WHO 各類計畫有著吸引 EBFs 投入的不同能力程度（例如比較傳染病與衛生體系發展的計畫），但這會扭曲並影響已確立計畫之間與之中的平衡；
- 由於資源的有限，EBFs 存在著一個強烈的競爭，這侵蝕了各計畫與世衛組織各層級的凝聚力；
- EBFs 在使用時的課責性（accountability）與透明度其體系存在著差異；
- EBFs 的有限時間性妨礙了長程的計畫規劃。[27]

　　為回應上述的關切，WHO 在 1997 年成立一個工作小組來發展一項策略途徑，「以增進資源的動員、分配與利用」[28]。該途徑強調「在決策機構監督下的一個單一且一致的 WHO」的需求，以

---

[26] J. Patrick, Vaughan, Sigrun Mogedal, Stein Erik Kruse, Kelly Lee, Grill Walt and K. de Wilde, "Financing the World Health Organization: Global Importance of Extrabudgetary Funds." *Health Policy* 35 (March 1996): 229-45.

[27] J. Patrick Vaughan, Sigrun Mogedal, Stein-Erik Kruse, Kelley Lee, Gill Walt and Koen de Wilde, *Cooperation for Health Development, Extrabudgetary Funds in the World Health Organisation* (London:Governments of Australia, Norway and the UK, 1995).

[28] WHO, *Extrabudgetary Resources:A Policy Framework, Report by the Secretariat*, Executive Board, 104th Session, EB 104/3, Geneva, 23 April 1999, http://ftp.who.int/gb/pdf_files/EB104/ee3.pdf

及「回應對政策、議程與不同捐贈者偏好」的需求，並為 EBFs 的資源管理引入新的系統，跟 RBFs 一樣，WHO 呼籲捐助者採取一個「最低程度的資金用途註記（earmarking）以促進更有效率的資源使用」。

世衛組織的預算過程一直與它的資金來源有著密切的關係。從 1980 到 1981 年以來，WHO 工作計畫的資金來源乃以雙年度（兩年）為預算循環，由總幹事負責授予世衛總部的預算與財務部門（Division of Budget and Finance）來執行。在此之前，預算是以單一年度的基礎通過，雙年度預算與計畫的導入是要減少 WHO 決策機構與秘書處這在類事項上所需耗費的時間，這個改變也是要促進長期規劃、計畫預算的執行便利、容許資金的管理有更大彈性，並推動計畫與財務資料的部門間（interagency）之比較性。

然而如第五章所會討論到的，出於對 RBFs 與 EBFs 之間的平衡性，以及 WHO 職責的廣泛性，一直存在著對世衛組織從事戰略規畫能力的關切。到了 2006 年，RBFs（9 億 1 千 5 百萬美金）在實際數目與對 EBFs（23 億 9 千 8 百萬美金）比率都在縮減中，WHO 對於前者，即所有會員國繳交的評定會費可自行決定運用的方式，相反地，EBFs 大部分則被捐助者（主要是雙邊援助機構）指定用於特定目的與時限內，當捐助者尋求對計畫與管理進行更多控制時，這類的作法就會增加。原則上，WHO 的工作總規劃設定了世衛組織的優先事項順序，但實際上，捐助者能夠大幅地影響何者能被賦予最大的關注，讓 RBFs 填補不同計畫與地理區域的落差。即使 RBFs 在內部的分配世衛組織也必須去進行棘手的談判，在不同計畫與區域間重新分配 RBFs 的努力，以及將它們與已獲得共識的優先順序更緊密地結合在一起，常會遭遇到無法妥協的情況，需要最高層次的政治技巧來克服。

　　某些會員國對 RBFs 的欠繳，也造成 WHO 在預算過程上的困難。在 1992 年只有 49％的會員國準時並全額繳交 RBFs 攤款（表 2.3），2001 年則上升到 61％。根據總幹事的報告，收到這些攤款才能使世衛組織準時地提出計畫預算，而「欠繳問題已到需要嚴加關切的地步了」[29]。對某些國家，例如索馬利亞和多明尼加而言，欠繳一直是因為本身財政的困難，而 WHO 則設法讓它們分期付款。然而，WHO 近幾年來對這類國家採取了嚴格的立場，援引組織的權力暫停欠繳國的投票權，到了 2005 年，共有 20 個[30]會員國的投票權被暫停[31]。

　　上述國家的欠繳在不斷累積的情況下，對 WHO 來說是一個不斷成長的麻煩，但由於美國在評定攤款上所佔的規模，使得對於 RBFs 的欠繳，成為 WHO 一個重要的財務難題。總體而言，美國已經是聯合國最大的欠款國，在 2001 年到達 20 億美元，而對 WHO 的欠款則從 1996 年的 2,000 萬美元在 1999 年增加到 3,500 萬美元。2001 年 5 月，美國政府宣稱「發展中國家應該要自己買單」[32]，在其它會員國特別是古巴、中國與巴基斯坦的抗議下，還是贏得了勝

---

[29] WHO, *Status of Collection of Assessed Contributions Including Members in Arrears to an Extent which would Justify Invoking Article 7 of the Constitution, Report by the Director-General*, Executive Board, 109th Session, Provisional Agenda Item 5.1, EB109/20, Geneva, 20 December 2001, http://ftp.who.int /gb/ebwha/pdf_files/EB109/eeb10920.pdf

[30] 阿富汗、安地卡、阿根廷、亞美尼亞、中非共和國、查德、葛摩、多明尼加、喬治亞、幾內亞比索、伊拉克、哈薩克、賴比瑞亞、諾魯、尼日、摩爾多瓦、索馬利亞、蘇利文、塔吉克、土庫曼。

[31] WHO, *Special Arrangements for Settlement of Arrears*, WHA, 58th Session, Agenda Item 17.3, A58/43 Rev.1, Geneva, 18 May 2005, www.who.int/gb /ebwha/pdf_files/WHA58/A58_43Rev1-en.pdf

[32] Elizabeth Olson, "Other Nations Balk at Picking up Tab:UN Health Agency Reduces US Dues," *International Herald Tribune*, 23 May 2001, www.iht. com/articles/2001/05/23/who_ed3_.php

利，對世界衛生組織的預算攤款從原本 25％減少至 22％（大約
2,500 萬美元）。雖然 Brundtland 總幹事在 2002 年面臨著 2100 萬美
元的預算赤字，但她還是向會員國保證，因美國攤款減少所造成的
赤字將會由各類資金帳戶來彌補，然而她警告，這「對我們而言
是困難的，並會限制我們的能力來處理某些需要注意的新的急迫
問題」[33]。

表 2.3　會員國與副會員對於有效工作預算 當年度攤款的支付狀況

	金額支付攤款的會員國數目	部份支付攤款的會員國數目	未繳攤款的會員國數目	會員國與副會員國的總數
30-Nov-92	81（49％）	32（19％）	53（32％）	166
30-Nov-93	90（48％）	23（12％）	73（39％）	186
30-Nov-94	95（51％）	17（9％）	75（40％）	187
30-Nov-95	95（51％）	14（7％）	78（42％）	187
30-Nov-96	98（51％）	29（15％）	65（34％）	192
30-Nov-97	99（52％）	27（14％）	66（34％）	192
30-Nov-98	100（52％）	25（13％）	68（35％）	193
30-Nov-99	109（56％）	27（14％）	57（30％）	193
30-Nov-00	114（59％）	28（15％）	51（26％）	193
30-Nov-01	118（61％）	26（13％）	40（25％）	193

資料來源：基於 WHO Executive Board, *Status of collection of assessed contributions including Members in arrears to an extent which would justify invoking Article 7 of the Constitution*, Report by the Director-General. 109th Session, Provisional Agenda Item 5.1, Doc. EB109/20, 20 December 2001.

---

[33] Ibid.

為了讓 WHO 資金更具預測性與穩定性，2008 至 2013 年中程策略計畫呼籲將 RBFs 增至 10 億美元以維持 RBFs 與 EBFs 間的「合理平衡」。除此之外，公共衛生界的重量級人物也籲請主要捐款國增加給予 WHO 的資金：

> 根據實質購買力，WHO 的常規預算（目前的雙年預算年度為 8 億 4 千 3 百萬美金）按估計在過去十年減少了 20%，並危害到執行任務與計畫的能力。1998 年，美國將 4,610 萬美金給予了 WHO 作為預算外捐贈，雖然美國是特定計畫的最大捐助者，但若同時以個人為基礎和國民生產毛額的比率來看，美國遠遜於挪威、丹麥、瑞典、荷蘭、英國、澳大利亞與加拿大。我們認為美國能夠扭轉局勢，如果欲追上上述的這些捐助國，我們的評定攤款應增加 3.7%，這每年增加的金額還不到 400 萬美金，但將使 WHO 能補足所面對的物價上升與匯率波動支出。基於經濟、政治與人道的理由，美國應支持 WHO 免於凋零。
>
> 由於 WHO 成功的紀錄和新的願景，我們有責任繳清我們的欠款，並擴大我們的財務捐助，使 WHO 能夠履行它的全球職責[34]。

某些捐助國承認這些問題，WHO 也努力對財務管理、預算與管理措施進行改革。隨著 RBFs 的增長，這些國家也與 WHO 簽署了相互諒解備忘錄（Memorandums of understanding）讓「核心的」EBFs 更能被預測[35]。在 Brundatland 與李鍾郁擔任總幹事期間，WHO

---

[34] Barry R. Bloom, David E. Bloom, Joel E. Cohen, Jeffery D. Sachs," Investing in the World Health Organization," *Science* 284, no. 5416 (7 May 1999): 911.

[35] Kelley Lee and Kent Buse, "Assuming the Mantle: The Balancing Act Facing the New WHO Director-General," *Journal of the Royal Society of Medicine* 99, no. 10 (October 2006)：494-96.

內部持續進行改革，特別是行政成本的降低，並導入一項績效導向的管理途徑：

> 為策略性資源分配發展指導綱領，將是進一步強化世衛組織結果導向管理途徑的一個機會。在結果導向的預算途徑和策略性資源分配原則與標準間，需要有一個正確的平衡。雖然這兩種途徑不必然互斥，也許還甚至是互補的。但要注意不能變成一個資源導向的途徑，即資源的分配與世衛組織的策略方向和目標無關[36]。

雖然出現了這些改革，但小布希政府仍持續堅持對聯合國組織現在與未來任何財務支出的增加，都必須直接和它們進一步的改革與績效掛勾。

綜言之，WHO 將近 33 億 1 千 3 百萬美元（2006-2007）的預算，相對來說差不多等於一國衛生體系的支出，但這些資金 WHO 得用來支持在 193 個會員國間的國際衛生合作以及範圍廣泛的各項任務。為了回應捐助國政府要「物有所值」的壓力，WHO 必須更有策略地分配資源，但也仍受限於捐助國不斷地將捐款轉到 EBFs，其中許多還被捐助者標誌需用於指定用途上。2006 至 2007 年，EBFs 已佔 WHO 總體預算的 72%（23 億 9 千 8 百萬美元），從 1990 年代晚期展開的財政與預算過程改革，仍持續在組織內部進行著，但卻未因此讓 WHO 獲得重大的資源增加。

---

[36] WHO, *Guiding Principles for Strategic Resource Allocations*, Executive Board, 116th Session, EB116/5, Geneva, 18 April 2005, www.who.int/gb/ebwha/pdf_files/EB116/B116_5-en.pdf

結語

　　WHO 的結構與功能，目的是要反映世衛組織的普世性會員資格與促進世界健康的任務。WHA 全會允許每個會員國表達自身觀點並追求各自的健康利益。由個別人士以專業能力而非個別政府代表所組成的執委會，其工作被期望能較不受既得利益的影響。至於秘書處的專家人員則執行由上述兩個決策機構所同意的各種計畫。

　　除此之外，它的制度特徵卻無法脫離國際衛生合作政治史的糾葛，特別是這些決策機構，以及區域和國家辦公室的設立一向是一個制度效率和政治必要性（political necessity）的平衡之舉，雖然造成的結構原則上是在全球各地分配所擁有的資源，但在總部和區域間權威與責任的適當平衡，仍然一直是緊張關係的來源。在不同區域與國家的能力差異也依然是如此明顯的不均，部份原因是由於美國政府的大力支持，PAHO 仍是最強大與最獨立的區域辦事處。至於其它區域辦公室則被認為在工作上有很大的差異，是否它們需要更多或更少的自主性，仍舊不是很清楚。

　　在國家層級上，WHO 傳統角色是透過國家辦公室來支援駐在國的衛生部，但這些辦公室的規模大小，以及什麼樣層級和型式的資源是在支援該國之所需，也仍受到持續的辯論。從 1940 年代起，WHO 會員數目就持續增長以納入 1950 年代和 1960 年代的新興獨立國家，而在冷戰期間與之後權力集團的轉變，以及某些國家與區域經濟和政治權力的興衰，造成 WHO 應如何建構計畫並分配資源的期望也因此改變。職是之故，雖然作為一個專門機構並被認為主要是在處理科學及技術事項，國際政治提供了更寬廣的環境使世衛組織能夠發揮職責，但卻也漸漸嵌附到其會員資格、資金和優先事項的設定上。

第三章　全球對抗疾病行動

WHO 創立於二次大戰後，時值軍人和一般民眾的罹病率節節攀升，隨著房屋、供水、下水道等基礎建設的損壞、到處可見營養不良、大批人民流離失所，肺結核、破傷風、小兒麻痺、白喉的疫情還達到地區內流行（endemic）的程度[1]。WHO 這個新成立的組織理所當然地被視為是現成的領導者，負責發起並協調疾病的預防、控制和治療計畫。這同時也顯示出人們對戰爭的極端厭惡後，所產生的強烈人道主義情懷[2]。

戰後這段期間醫學知識和操作上的神速進步，也讓人們開始對於改善全球健康抱持樂觀期待，包括盤尼西林（penicillin）、鏈黴素（Streptomycin，用以治療肺結核）和其它抗生素的量產和廣泛使用；新疫苗提升了對於高罹病率和高死亡率的疾病防治可能性；Francis Crick 和 James Watsony 在 1953 年辨識出 DNA（去氧核醣核酸，是所有已知生物發展和功能上的基因藍圖）的結構，進而開啟了基因缺損疾病方面的研究。隨著科學不斷向前邁進，人們對世界衛生組織的期待也隨之提高。

奠基於當時運作中的區域和國際性衛生組織（如泛美衛生局（PASB）、國際紅十字會、國際公共衛生局（OIHP）、國聯衛生組織（LNHO）、洛克斐勒基金會國際衛生委員會（International Health

---

[1] UNICEF, *The State of the World's Children 1996* (New York：1996), www.uniceforg/sowc96/1950s.htm

[2] Alexandra Minna Stern and Howard Markel, "International Efforts to Control Infectious Diseases, 1851-to the Present," *JAMA* 292, no. 12 (22 September 2004): 1474-79.

Board of Rockefeller Foundation））等，WHO 在成立初期的二十年間，展開了多個對抗特定疾病的全球性計畫，以期能讓所有民眾都能獲得最佳的健康，然而卻制定出兩個彼此矛盾的方案，時至今日，這兩個方案仍存在著許多爭議。如同 C.L. Gonzalez 在他的經典論文中所述：

> 這是兩個明顯相互矛盾的方案……第一個方案，亦即有名的「水平途徑」（the horizontal approach），希望能夠透過建立永續經營的醫療體系，也就是眾所皆知的「群體醫療服務」（general health services），進而發展出廣泛且長久的基礎，以處理整體性的健康問題。第二個方案，亦即「垂直途徑」（the vertical approach）則是透過單一功能的機構來解決特定的健康問題，而隸屬後者的計畫廣泛地使用「大規模活動」（mass campaign）這個名詞[3]。

這一章將檢視 WHO 如何透過「垂直途徑」，透過大規模對抗特定疾病以提升大眾健康。如同 Anne Milles 所說，垂直途徑是「由一個專業化且任用專業健康工作者的部門，來負責全部或絕大部分的指導、監督和執行等工作」[4]。在超過 60 年的歷史中，WHO 廣泛採行了各種對抗疾病的計畫（如表 3.1），然而本章的重點並不是討論這些活動的細節，相反地，本章將簡單檢視以下四個行動：瘧疾、天花、HIV/AIDS 以及小兒麻痺。作為四個行動中執行期間最久的一個方案，我們可以透過瘧疾計畫的介紹，進而認識「垂直途徑」的原理、優點以及限制為何。其次，天花計畫可說是截至目前

---

[3] C.L. Gonzalez, *Mass Campaigns and General Health Services* (Geneva:WHO, 1965)

[4] Anne Millis, "Mass Campaigns Versus General Health Services: What Have We Learnt in 40 Years About Vertical Versus Horizontal Approaches?" *Bulletin of the World Health Organization* 83, no. 4 (April 2005): 315-16.

為止最成功也最著名的成就，在這裡我們將透過認識天花成功根除的關鍵因素，以了解 WHO 所扮演的角色。最後，HIV/AIDS 以及小兒麻痺的例子，則闡明了 WHO 近期的歷史。總體而言，這四個行動呈現出兩個相對成功的經驗，以及兩個 WHO 目前仍面臨的挑戰。

表 3.1　WHO 所提出對抗疾病大規模活動的部份列表

時間	計畫名稱	介入方案	目前結果
1947- 1951	國際對抗肺結核活動 （International Tuberculosis Campaign）	BCG 疫苗	大規模的疫苗注射降低了疾病個案數，但從 1980 年代起該疾病再度復甦，使得 WHO 在 1993 年宣布肺結核為「全球性的緊急狀況」
1955- 1970	全球瘧疾根除行動規劃 （Global Malaria Eradication Programme）	使用 DDT 和殺蟲劑進行蟲媒防治，並且使用奎寧（chloro-quine）來治療瘧疾	根除目標尚未達成，並且已經由防治策略取代本計畫
1955- 1970	雅司病（Yaws）	注射單劑量長效型盤尼西林	患病者數目從原本 5,000 萬降到零，已經近乎根除。但 WHO 在 2007 年報告該疾病的罹病數再度攀升到 50 萬人左右，並且其中大多發生在貧窮的農村

1967- 1980	加強天花根除行動規劃 （Intensified Smallpox Eradication Programme）	熱穩定單劑 疫苗	1980 年完全根除
1974 迄今	擴大免疫行動規劃（小兒 麻痺、白喉、百日咳、破 傷風、肺結核以及麻疹） （Expanded Programme of Immunization；EPI） （polio, diphtheria, whooping cough, tetanus, tuberculosis, and measles）		直到 1990 年，針對六種目 標疾病的孩童接種比例從原 本的 5%提高到 80%；但在 2002 年仍有 210 萬人死於 可藉由接種而預防的疾病
1974 迄今	蟠尾絲蟲病（河盲症）防 治計畫（Onchocerciasis （river blindness） Control Programme）	病媒（蚋）防 治以及使用 Ivermectin 治療 （Mectizan ®）	使 60 萬的病患免於失明，也 使得 1,800 萬生於低度控制 區的孩童免於河盲症的風 險，也使得 2,500 萬公頃的土 地可以耕種和供人居住
1987- 1996	全球愛滋病行動規劃 （Global Programme on AIDS）		成立聯合國愛滋病規劃署 （UNAIDS）
1988 迄今	全球小兒麻痺根除計畫 （Global Polio Eradication Initiative）	口服小兒麻痺 疫苗（OPV）	地方性流行國家從 125 個減 少為 4 個
1991 迄今	減少痲瘋病策略（Leprosy Elimination Strategy）	多重藥物療法	從 2002 到 2006 年，每年減 少 20%新診斷個案數

1997迄今	全球根除麥地那線蟲（幾內亞線蟲）行動規劃（Global Programme to Eradicate Dracunculiasis（guinea worm）	此用亞培松殺蟲劑（Abate ®）以及改善供水	全球疾病負擔（disease burden）從 1980 年代的超過 350 萬例到 2005 年只剩下 16,740 例，減少了 99%（仍有 9 國為地方性流行）

對抗瘧疾的長期作戰

　　WHO 執行最久的計畫就是對抗瘧疾行動。瘧疾是世界上最普遍的疾病之一，每年大約奪走 100 到 300 萬條性命。這個疾病的病原是原生動物中的瘧原蟲（*Plasmordium*），其中最嚴重的是熱帶瘧原蟲（*P. falciparum*）和間日瘧原蟲（*Plasmodium viva*）；然而其它品種（像是三日瘧原蟲〔*P. malariae*〕、卵形瘧原蟲〔*P. ovale*〕，或諾氏瘧原蟲〔*P. knowlesi*〕）同樣也會感染人類。瘧疾寄生蟲是透過母瘧蚊（*Anopheles*）散佈的。自有人類以來，瘧疾可能就一直是個人類的病原體。從文獻中可以看出瘧疾的歷史悠久，從西元前 2,700 年的古中國，乃至於 19 世紀歐洲對非洲的殖民戰爭，都可見到有關瘧疾的記載。

　　1955 年 5 月，WHO 批准了瘧疾根除行動（Global Malaria Eradication Campaign），目標為消滅感染區的瘧疾。該行動的策略偏重於病媒防治，在室內噴灑廉價的殺蟲劑 DDT 撲滅感染瘧疾的蚊子，並以藥物，特別是奎寧來進行治療。正當這個方案以 46 票贊成、2 票反對以及 6 票棄權的投票結果決議通過，還獲得時任 WHO 總幹事 Candau 以及 PASB 局長 Fred Soper（1947-1959）強力背書的同時，公共衛生社群則出現許多質疑其策略可行性的聲浪。Soper 這位曾在二次世界大戰之前和戰爭期間成功推行對抗黃熱病、瘧疾以及斑疹傷寒計畫的美國流病學家可說是噴藥方法的擁護者，至於其他人則相當懷疑極度貧窮的國家是否有足夠的基礎建設來執行[5]。

這個計畫確實在執行初期獲得一點成果，大約在 1967 年瘧疾已經在所有原本流行的工業化國家、以及部份亞洲、非洲和美洲國家中絕跡。然而，從 1950 年代末期開始，完全根除的目標能否實現就已備受質疑，特別過去並沒有預見到使用 DDT 會衝擊到當地的野生生物[6]。除了過度依賴 DDT 的危險以外，基礎建設匱乏且疫情嚴重的撒哈拉沙漠以南地區面臨的巨大挑戰也開始為人所知。科學家顯然低估了這個疾病的複雜度和發生抗藥的可能性。1969 年 WHO 重新檢視了這個策略並作出結論：即使完全根除瘧疾仍然是長期目標，但在過去一段時間內卻無法在非洲實現，因此決定把策略移轉為以奎寧治療來控制瘧疾的這個較不具雄心大志的目標[7]。

財務成本使得計畫雪上加霜。在執行的 15 年間，花掉 WHO 總經費的三分之一、聘請了 500 位工作人員。高昂的花費因而阻礙了其它 WHO 活動的發展。美國是這個計畫主要的經費來源，所捐出的將近 100 億美金也在 1963 年告罄[8]。面臨著必須在經費耗盡前

---

[5]   P.I. Trigg and A.V. Kondrachine, "Commentary: Malaria Control in the 1990s," *Bulletin of the World Health Organization* 83, no. 4 (April 2005):315-16.

[6]   Rachel Carson 對環境污染所著之《寂靜的春天》(*Silent Spring*, New York: Houghton, Mifflin, 1962)，引發後來的環保運動，該書對 DDT 與其它殺蟲劑對野生生物，特別是野鳥的影響，提出了譴責，促成美國在 1972 年禁用上述物品。

[7]   Médecins Sans Frontières, *Act Now to Get Malaria Treatment That Works to Africa* (Geneva:MSF Campaign for Access to Essential Medicines, 2003), www.accessmed-msf.org/documents/malariaACTNOWhigh.pdf

[8]   Donald Henderson, "Eradication: Lessons from the Past," *Morbidity and Mortality Weekly Report*, no. 48, Supplement 1 (1999): 16.

完全根除瘧疾的強大壓力，這樣的擔憂後來證明並非杞人憂天，因為隨著藥價和運送成本的上升，瘧疾防治資金的確在 1970 年左右銳減。Brian Greenwood 說道：「瘧疾防治計畫崩潰了，雖然無法根除瘧疾，卻因而根除了瘧疾研究者」[9]。

結果就是瘧疾疫情在 1980 年代初期再度復甦，1982 到 1997 之間平均的全年個案數比 1962 到 1981 年間整整高出四倍之多，其中非洲是受創最深的地區，部分國家的死亡率甚至增加了二至三倍。瘧疾也變成幼兒死亡的最大禍首，5 歲以下孩童的死因中有將近 25％導因於瘧疾[10]。直到 1990 年代初期，疫情已經升高到流行（epidemic）的程度，在撒哈拉沙漠以南地區，每年有 3 到 5 億的病例、造成 150 萬到 270 萬人死亡，以及高達 90％的罹病率與死亡率[11]。

1992 年，因為疫情所拉起的警報使得一個由 WHO 主導的瘧疾防治會議於阿姆斯特丹召開，這個會議在 WHA、聯合國大會（UN Assembly）以及非洲團結組織（Organization of African Unity；OAU）共同背書的情況下，通過了《世界防治瘧疾宣言》（World Declaration on the Control of Malaria）以及新版的全球瘧疾防治策略。相較於 1950 和 60 年代的根除計畫，新的策略在內容上追求更具彈性（因地制宜）、更講求分權，以及聚焦於疾病本身（而不是瘧原蟲）。WHO 在會議後的角色則轉變為協助各國發展全國性的瘧疾防治行動計畫[12]。

1998 年，當時新任的 WHO 總幹事 Brundtland 將對抗瘧疾與菸害防治訂為其團隊最優先的兩個工作目標，也因此為對抗瘧疾的

---

[9] Brian Greenwood, as quoted in Michael Balter, "Can WHO Roll Back Malaria?" *Science* 290, no. 5491(20 October 2000):430.

[10] Médecins Sans Frontières, *ACT NOW*.

[11] Trigg and Kondrachine, "Commentary: Malaria Control in the 1990s."

[12] Ibid.

推動注入了新希望。在非洲國家領袖們的敦促下，Brundtland 宣佈成立一個結合世界銀行、UNDP 以及 UNICEF，名為「擊退瘧疾」（Roll Back Malaria；RBM）的合作計畫。有鑑於計畫目標是在 2010 年使瘧疾死亡數減半，該計畫在名稱的選擇上很小心地避開「根除」的字眼，轉而採取在名稱上傳達出「擊退瘧疾」的策略訊息。RBM 的重要工作之一就是提升全球對瘧疾的重視，希望大家能把瘧疾視為重要的發展議題，並獲得政治上的承諾：

> RBM 計畫希望喚起全球對瘧疾問題的重視，使得人們能夠知道一些過去嘗試過的工作到現在仍大有可為，應該可以研發出功效更加良好的工具，比如疫苗或甚至是基因改造的蚊子。[13]

　　但新策略在實際執行上仍然存在著技術問題，主要和長期對於是否使用 DDT 的爭議有關，DDT 被環境學家稱為難降解有機污染物（POPs）中的「絕命突擊隊」。約在 1980 年代左右，大多數工業化國家都已經禁止在農業上使用 DDT，且撲滅瘧蚊的殺蟲劑也大多已改成可分解但也較為昂貴的替代品。然而撲滅瘧疾的專家們卻認為禁用 DDT 的作法使得數以萬計，甚至以百萬計的人因此枉送性命。舉例來說，美國國家衛生研究所（NIH）的 Robert Gwadz 就曾聲稱：禁用 DDT 將扼殺掉 2,000 萬名孩童的生命[14]。無獨有偶，Donald R. Robert 等人也發現在南美洲，瘧疾疫情的復甦和減少在室內使用 DDT 之間存在因果關係，他們因而強力呼籲，在爭論 DDT

---

[13] As quoted in Monique Ed, "Malaria, a Parasite Laughing at Cheap Drugs," *UNSpecial*, no.605 (March 2002), www.unspecial.org/uns605/UNS_605_F_13html

[14] As quoted in Michael Finkel, "Bedlam in the Blood:Malaria," *National Geographic* (July 2007), www7.nationalgeographic.com/ghm/0707/feature1/index.html

和其它替代品的成本效益孰高孰低的同時，也須考量到對公共衛生的衝擊[15]。自 2001 年起，有 98 個國家簽署了《斯德哥爾摩難降解有機污染物公約》（Stockholm Convention on Persistent Organic Pollutants）（2004 年正式生效），其中將 DDT 含納在禁用且應逐步淘汰的清單上，但重要的是這份公約允許 DDT 用於瘧疾防治。同樣地，WHO 也在 2006 年修改其三十年前對 DDT 使用的政策。主管 HIV/AIDS、肺結核和瘧疾等業務的 WHO 助理總幹事 Asamoa-Baah 表示：「科學和計畫的證據都支持這項修正……如果使用得宜，DDT 並不會構成健康風險」[16]。

　　WHO 面臨的另一個技術難題是瘧疾藥物陸續出現抗藥性，也就是即使在人類可耐受的範圍內，服用建議或高於建議劑量的藥物，瘧原蟲仍舊可以存活與（或）繁殖。從 1960 年代起，熱帶瘧原蟲對奎寧這個效果最好、也最常使用的抗瘧疾藥物的敏感度已經開始逐漸降低，雖然新的瘧疾藥物不斷問世，但往往不是過於昂貴就是會導致副作用。除此之外，這些新藥物也在一段時間後開始陸續產生抗藥性；舉例來說，從 1970 年代起哥倫比亞和泰國的邊境變成多重抗藥性的地區，從一開始的奎寧、接著是週效磺胺（sulfadoxine-pytimethamine）和甲氟喹（mefloquine），最近甚至連青蒿素整合療法（artemisinin-based combination therapies, ACT）都開始產生抗藥性[17]。

---

[15] Donald R. Roberts, Larry L. Laughlin, Paul Hsheih and Llewellyn J. Legters, "DD, Global Malaria Control Crisis in South America, *Emerging Infectious Diseases* 3, no.3 (July-September 1997)：295-302

[16] WHO, "WHO Gives Indoor Use of DDT a Clean Bill of Health for Controlling Malaria," *News Realese*, 15 September 2006, www.who.int/mediacentre/news/release/2006/pro50en/

[17] WHO, *Containment of Malaria Multi-Drug Resistance on the Cambodia-Thailand Border*, Report of an Informal Consultation (New Delhi: South-East Asian Regional Office/Western Pacific Regional Office, 2007),

　　然而，財務拮据仍可說是這個計畫所面臨的最嚴峻考驗，即使
大家宣稱將提供最高程度的支持，但瘧疾防治的經費來源仍然是
個問題。1991 年美國 NIH 贊助這個計畫的金額是 1,000 萬美金，
但贊助 HIV/AIDS 計畫的金額卻達 10 億美金之多[18]；報導顯示 1996
年全球花在瘧疾研究上的金額是 8,400 萬美金[19]，但光是非洲大
陸，因為罹患瘧疾以及因而死亡所導致的經濟損失每年就高達美金
120 億元[20]。總體而言，根據 WHO 總體經濟與健康委員會
（Commission on Macroeconomics and Health；CMH）（請見第五
章）的估計，如果希望在 2010 年達成瘧疾疾病負擔減半的目標，
每年則需投入約 20 億美金的經費，然而目前每年卻僅投入大約 6
億美金而已。RBM 的計畫經理 David Alnwick 認為：

> 我們希望當展現出成就和結果後，能獲得更多資金的挹注，
> 我們必須抱持樂觀的態度，但卻不能過於天真。瘧疾的確是
> 一個艱鉅的挑戰，我們談論的並非消滅或根除瘧疾，我們的
> 目標是減輕瘧疾在非洲所造成的沉重負擔，以及強化其它地
> 區的防治工作[21]。

　　成立於 2002 年的全球基金（Global Fund to Fight HIV/AIDS,
Tuberculosis and Malaria；GFATM），希望「能獲得大量資源來對
抗世界上最具破壞性的三大疾病，並且把資源投注在最需要的地

---

www.who.int/malaria/docs/drugresistance/ReportThaiCam.pdf

[18] Eliot Marshall, "A Renewed Assault on an Old and Deadly Foe," Science 290, no. 5491 (20 October 2000):428-30.

[19] J. Anderson, M. *Maclean and C. Davies, Malaria Research, an Audit of International Activity*, Unit for Policy Research in Science and Medicine (London:Wellcome Trust, 1996), www.wellcome.ac.uk/assets /wtd003220.pdf

[20] Médecins Sans Frontières, *ACT NOW*.

[21] Eid, "Malaria, a Parasite Laughing at Cheap Drugs."

區」[22]。這項持續增加資源的需求接連在 2000 年和 2001 年得到八大高峰會（Group of Eight summits）的高度支持。此外，在 2001 年召開的非洲傳染性疾病高峰會，加上非裔聯合國祕書長 Kofi Annan 也對此深表支持。過去 WHO 總體經濟與健康委員會所完成的調查結果，以及其長期以來積極倡議的主席 Jeffery Sachs 則扮演了關鍵角色，他以人道和經濟學原理，成功說服了世界領袖共同對抗這三種疾病。在宣示可以獲得 20 億美金的挹注後，前三個月共收到來自 36 個國家、6 億美金的經費；以瘧疾而言，至今已募到購買 1 億 9 百萬頂蚊帳的資金，這些蚊帳將可以保護家庭免受瘧疾的侵擾，而全球基金也一躍成為全球最大噴藥蚊帳的購買者，此外全球基金也投入了 2 億 6 千 4 百萬美金在治療抗藥性瘧疾的青蒿素整合療法（ACTs）上。

　　本書在此特別提到全球基金，是因為它是一個存在於 WHO 之外的獨立個體，就像我們在本書第五章裡頭所提到的，在這段期間內國際衛生活動的蓬勃發展，也突顯出機構間工作項目重疊、缺乏整合以及資源浪費等問題。全球基金創辦人的說法是，這個基金本質上其實是一種財務機制（比如喚起關注、管理以及分配資源）而非實際的執行者，因此必須仰賴和其它衛生和發展機構的密切合作，以「確保新發起的計畫能和舊有計畫進行有效整合」。全球基金的合作夥伴就包含了 WHO，負責在提出新計畫和具體執行的時候，提供地方、地區和全球等層次的技術協助。全球基金的運作受到國際委員會的監督，這個委員會是由捐贈者和收受者雙方的政府、非政府組織、私部門（包括企業和基金會）以及相關團體的代表所組成。除了 WHO 以外，全球基金的合作夥伴還包括世界銀

---

[22] Global Fund to Fight HIV/AIDS, Tuberculosis and Malaria, "How the Global Fund Works," available at www.theglobalfund.org/en/about/how.

行、UNAIDS 以及 UNICEF 等機構，這些合作夥伴是國際委員會的當然成員（ex officio members），但不具投票權。全球基金的總部位在日內瓦，WHO 也在它們成立的初期提供會議場地以及行政設備等協助。

WHO 在全球基金中的角色比較像是眾多合作夥伴中的一員，而不是全球基金的母機構，主要是因為捐贈者對於 WHO 能否有效率地分配如此巨額的資金缺乏信心。在 1990 年代，官僚作風所造成的效率遲緩是 WHO 最為人詬病的問題，但 WHO 的支持者抱怨這是因為各國政府的資金供應不穩定，才造成 WHO 缺乏內部效能，可是這些出資國卻藉著成立其它新的機構來懲罰 WHO，使得WHO 的根基因而受到損壞。評論者則認為在多元政策的環境下，讓國際衛生機構在有限的資源下彼此競爭，將可增進個別機構的內部效率。與此同時，全球基金的工作人員在 2007 年增加到 300 名，從而達成獨立運作的個體與避免落入聯合國官僚主義之間的折衷。2007 年 4 月，在擁有自己的辦公室後，全球基金新上任的執行長 Michel Kazatchkine 旋即承諾未來將努力強化跟其它機構間連結，並希望能讓受贈金額在 2010 年提高四倍，也就是每年達到 80 億美金[23]。

WHO 的全球瘧疾計畫主要負責抗瘧政策與策略的形成、技術協助、能力發展以及結合 WHO 在全球的力量來對抗瘧疾。目前WHO 專注於發展並推廣各種瘧疾防治的政策、規範以及指引，其中包括以實證和專家共識為基礎的監測與評估。舉例來說，目前全球在處理抗藥性問題的時候，主要著重於（a）發展出有別於過往作用機轉的藥物；以及（b）調查現有藥物之中，不同作用機轉的

---

[23] John Donnelly, "World Health Fund has New Director, New Challenges," *Boston Globe*, 22 April 2007, www.boston.com/news/nation/washington/articles/2007/04/22/world_health_fund_has_new_director_new_challenges/

藥物間能否合併使用，特別是青蒿素類的藥品。這個計畫也指出遵囑性（compliance）和藥價成本會是藥物覆蓋率能否最大化的關鍵，而藥物覆蓋率又是能否減少抗藥和疾病傳播的決定因素。上述兩個方法都需要集結各國和國內的力量方能成功，WHO 自認可以在這部份扮演好整合全球力量的關鍵角色。

　　然而，技術層面的工作並非沒有爭議，Amir Attaran 等人在 2004 年投書《柳葉刀》（*Lancet*），指責 WHO 和全球基金建議非洲國家使用較便宜但卻沒有療效的藥物，將引發抗藥性的問題：

> 因為 WHO 和全球基金提供奎寧和週效磺胺治療……不僅浪費掉之前國際間所贊助的經費，尤有甚者，還殺害了那些感染瘧疾的患者……當非洲國家向全球基金尋求財務支援以購買 ACT（青蒿素整合療法）時，卻承受來自像是美國政府的壓力，因為美國當局認為 ACT 太過昂貴了……而 WHO 也如此認為[24]。

　　但 WHO 否認他們建議用藥的政策是基於節省成本的考量，還同時也宣示了對 ACT 療法的支持[25]。2005 年 WHO 再度宣示他們的政策，當時全球瘧疾計畫的新任負責人 Arata Kochi 號召 40 間藥廠，希望他們能停止把青蒿素當成單一藥物來販賣[26]。為了響應 WHO 的政策，瑞士的製藥公司諾華（Novartis）同意授權並且製造一種混合青蒿素衍生物和其它具抗瘧疾療效藥物的全新整合療

---

[24] Amir Attaran, K.I. Barnes, Chris Curtis, U. D'Alessandro, C.I. Fanello, M.R. Galinski, G. Kokwaro, S. Looareesuan, M. Makanga, T.K.Mutabingwa, A. Talisuna, J.F. Trape and W.M. Watkins, "WHO, the Global Fund and Medical Malpractice in Malaria Treament," *Lancet* 363, no. 9404 (17 January 2004): 237-40.

[25] "WHO Refutes Malaria Malpractice Allegations," *Bulletin of the World Health Organization* 82, no.3 (March 2004): 237.

[26] Christiane Rehwagen, "Send for Kochi", *BMJ* 333, no. 7559 (15 July 2006): 116.

法，此外還同意以成本價販售給發展中國家。David Alnwick 將
WHO 在促成這項協議中所扮演的角色形容為：

> 他們知道如果藥價太貴，將無法販售藥品到發展中國家來牟
> 取巨額利益，因此他們決定幫助 WHO，以成本價提供藥物給
> 那些出現抗藥性的發展中國家。WHO 也同意就藥品的使用舉
> 行國際協商，由 WHO 負責聯繫藥廠、各國的衛生部或相關
> 單位，確保這些藥品可以被合理的分配與運用[27]。

對 WHO 而言，超過半世紀的對抗瘧疾史，展現出進行國際衛
生合作的時候，在技術與政治上會面臨的挑戰為何；而瘧疾這個疾
病也告訴我們，當一個疾病嚴重衝擊發展中國家時，要持續維繫政
治上的動能是有多麼困難，這時候需要有穩定且源源不絕的技術和
經費支援，而上述各個機構的領袖也必須一起動員，方能在各國採
取有效的行動來對抗瘧疾。

天花根除：達成卓越成就不是夢[28]

正當瘧疾仍是 21 世紀初主要的國際衛生挑戰時，天花這個古
老疾病的根除可說是 WHO 截至目前為止最重要的成就。天花在過
去被形容是「最恐怖的死亡使者」[29]，是一種高傳染性的病毒疾病
（*Variola major*）。天花曾經在 15 世紀，也就是歐洲人抵達美洲大
陸後，造成大量美洲當地原住民死亡；這個疾病也在 20 世紀奪走

---

[27] Eid, "Malaria, a Parasite Laughing at Cheap Drugs."

[28] Donald Henderson, "Principles and Lessons from the Smallpox Eradication Programme," *Bulletin of the World Health Organization* 65, no.4 (April 1987): 535-46.

[29] T.B. Macaulay, *The History of England from the Accession of James II*, (London: J.M. Dent and Sons, 1800).

了全球超過 3 億人的性命，而死者大多來自中低所得國家[30]。當時全球有超過 60％的人口生活在天花威脅下，每四人中就有一人因感染天花而死亡，倖存者大多會留下疤痕或失明等後遺症，此外一旦感染天花是無藥可醫的。

　　儘管天花造成的疾病負擔不斷加重，但 WHO 會員國一開始竟對於天花根除行動規劃（Smallpox Eradication Programme, SEP）的提案投下反對票。1950 年召開的 WHA 曾討論過天花議題，但接著在 1953 和 1955 年的大會中卻兩度否決有關根除天花的構想，否決的理由是認為這個想法不切實際且過於複雜。直到 1958 年，隨著蘇聯境內根除計畫的成功，這個想法才被證明是可行的。時任蘇聯衛生部副部長的 Viktor Zhdanov 向 WHO 簡報根除計畫的細節，基本上是採取強制預防接種的方式，之後 WHA 再度就這項議題進行討論，全球根除計畫才因此得到 WHA 的支持[31]。

　　即使如此，根除天花的時間表，以及如何動員資源來達成目標仍是未知數。自 1948 年退出後，蘇聯政府在 1957 年重新回到了 WHO，並捐贈 2,500 萬劑天花疫苗，此外還協助包括緬甸、柬埔寨、迦納、幾內亞、印度、印尼、伊拉克以及巴基斯坦等國撲滅天花。然而，所需的資源卻始終只聞樓梯響，當時 WHO 總幹事估計撲滅天花必須花費 9,800 萬美金，但從 1959 到 1966 年間，天花計畫收到的經費卻僅有 31.8 萬美金，對照同時期 WHO 的主力，同時也是規模最大的瘧疾根除計畫，卻收到了高達 2,960 萬美金的資金[32]。

---

[30] Michael Oldstone, *Virus, Plagues and History* (Oxford:Oxford University Press, 2004)

[31] Frank Fenner, Donald Henderson, Isao Arita, Zdeněk Ježek and Ivan Ladnyi, *Smallpox and its Eradication* (Geneva, World Health Organization, 1988).

[32] Ibid.

以工作人員匱乏的情況來研判，天花計畫似難逃失敗的下場[33]。
在 1965 年的 WHA 大會上，蘇聯代表發言表達他對於天花計畫進
度緩慢的憤慨，當時的發言如下：「瘧疾根除計畫看起來就像是集
WHO 三千寵愛於一身的親生孩子，但天花計畫卻像是備受冷落的
養子」[34]。

　　到了 1960 年代中期，天花根除計畫終於獲得更多資源的挹
注，主要是因為無針注射器的發展使得每小時的接種人數可達
1,000 人次，而這項器材也被應用到天花的預防接種。1965 年美國
疾病管制局的工作人員和泛美衛生組織合作，在巴西進行一項先驅
研究（pilot study），證明使用無針注射器相較於傳統設備，可以大
大減少所需人力，且成本也可降低三分之二。第二個促成天花計畫
資源增加的原因是美國政府決定增加對 20 個中、西非國家天花及
麻疹防治計畫的技術與材料支援。據 Frank Fenner 所述，美國政府
做出這項承諾的原因有二：其一是美國希望展現出對國際合作年
（International Cooperation Year）的支持，為聯合國成立二十週年
留下紀念；其二是希望藉此發展麻疹疫苗接種的地區型計畫，誠如
時任美國總統的詹森（Lyndon Johnson）所言：「期待我們能在這一
年盡力發展出新的技術，讓人類的知識能用來增進人們的福祉……
我希望加倍努力進行疾病的防治」[35]。

　　有關 WHO 的計畫和預算間是否要獨立分割仍舊引發了激烈
的辯論，美國認為 WHO 只需提供技術上的協助和諮詢，至於設備
和器材則應該由其它聯合國機構自願捐助，從而建立起和 WHO 間
的雙邊合作關係。WHO 總幹事則反對這項構想，並且指出自願捐
助是遠遠不足的；舉例來說，其中最大一個可能捐助的機構

---

[33] Henderson, "Principles and Lessons from the Smallpox Eradication Programme."
[34] Fenner et al., *Smallpox and its Eradication*.
[35] Ibid.

UNICEF，聲稱他們「可能將無法參與」，假設瘧疾防治方面的需求也持續增加，世衛組織可能得甘冒追加 EBFs 但卻被工業化國家駁回的風險。隔年，WHO 建議增加總預算大約 16％的經費，並將新增預算專門用於天花，這項建議案後來在執委會和 WHA 進行討論，發展中國家對於預算增加以及這項天花根除計畫表達出強力的支持，WHO 則指出透過這項計畫將可為各國省下處理境外移入疾病的成本。然而，大部分工業化國家卻認為 WHO 增加預算的速度不應高於主要出資國的 GNP 成長速度，因此美國和法國提議小幅增加預算就好，最後則如他們所願，以提高 240 萬美金的預算通過[36]。

　　加強版的天花根除計畫始於 1967 年，一開始並沒有獲得會員國無條件的支持，也沒預想到在追加了經費、人力和資源後，竟順利成為 WHO 史上最成功的計畫。此一計畫就在資源極微薄的情況下在 41 個國家展開，當時 WHO 天花根除計畫首席醫療官員 Donald Henderson 觀察到：「資源的匱乏始終是一大問題，也因此嚴重危及國際努力的成果」[37]。技術和後勤方面的挑戰依舊，卻又衍生出有關強制接種的倫理爭議，從印度的經驗可以看出這個計畫所面臨的重重困難，政治和財務的不穩定造成國家執行計畫的困難，同時也突顯 WHO 官員和印度衛生部長之間對於執行策略的歧見。印度政府也開始質疑 WHO 所採行的包括主動監測報告與強制接種技術等方式[38]。

---

[36]　Ibid.

[37]　Henderson, "Principles and Lessons from the Smallpox Eradication Programme."

[38]　Paul Greenough, "Intimidation, Coercion and Resistance in the Final Stages of the South Asian Smallpox Eradication Campaign, 1973-75," *Social Science and Medicine* 41, no. 5 (September 1995)：633-45.

印度最後一個天花個案發現於 1975 年 5 月，接著兩年後全球後最後一例原發性天花個案出現在索馬利亞。Henderson 總結這項成就的重大意義在於：「史上頭一遭，人類征服了疾病」[39]。然而，回首所來徑，發現通往這項歷史性成就的道路遠比預期的更加顛簸。Fenner 說道，「雖然天花是個極有可能在全球被根除的疾病，但讓人吃驚的是，就算 WHA 已批准這個計畫，還是拖了這麼久才等到大家願意投入，而且 WHO 內部和大多數會員國所提供的協助又還是那麼的少」。事實上，Donald Henderson 也坦承「根除天花是靠最少資源達成的」[40]。佛格第國際中心（Fogarty International Center）選擇在 WHO 公開宣佈這項成就的時候，舉辦了兩天的研討會討論下一個應該被根除的疾病為何，因為對天花計畫所遭遇政治和技術上的挑戰仍記憶猶新，Henderson 在會中不諱言地警告未來的計畫應特別注意這方面的困難。

天花根除的故事後來還衍生出一個值得注意的插曲，也就是天花病毒可能被當成生物武器使用，特別是緊接在 911 事件後發生的炭疽熱事件，更讓美國國內憂慮這項擔憂成真的可能性，尤其是病毒檢體的散佈，以及從前蘇聯生化戰計畫發展出的技術，在蘇聯瓦解後已經流入恐怖組織與其它非法團體。為了以防萬一，美國政府以此為由保留了天花病毒檢體，防範未來可能需要用來製作疫苗、甚至是發展先驅接種的計畫。WHO 在 1996 年就已建議各國銷毀庫存的天花病毒，到了 1999 年 WHO 再度重申這項建議，不過附加了一條病毒可以基於研究用途保存下來的但書，WHO 還成立了「天花病毒研究諮詢委員會」（Advisory Committee on Variola Virus Research），以發展符合公衛優先需求的研究計畫，並且加以監督；

---

[39] Donald Henderson, "Eradication：Lessons from the Past," *Morbidity and Mortality Weekly Report* 48 (Supplement 1) (31 December 1999)：16-22.

[40] Ibid.

就如同《新英格蘭醫學期刊》（*New England Journal of Medicine*）編輯在 2002 年的撰文：「這個計畫的決策前提是恐怖份子選擇天花病毒作為生化武器的可能性到底有多少，這在一年前也許是不可思議的想法，不過隨著最近所發生的事件，生化攻擊的可能性也隨之合理地提高」[41]。無獨有偶的，左派智庫 Cato Institute 的分析師也認為「從 911 事件研判，對美國直接恐怖攻擊的威脅是真實且會發生的⋯⋯比起讓全人類生活在天花病毒攻擊的威脅下只能坐以待斃，採取預防措施應是更好的方法」[42]。

　　在越來越濃厚的恐怖氛圍下，美國政府在 2004 年開始在全國策略性地儲存天花疫苗，儲備量從原本的 1,500 萬劑逐步提高到 4 億劑，以防萬一發生緊急情況時，可供全美人口接種。除此之外，衛生部長 Tommy Thompson 也在 2004 年 12 月宣布美國政府將製造 2,000 萬劑疫苗交由 WHO 儲存供全球使用，這同時也是美國全球衛生安全計畫中的一部份。當時 Thompson 的聲明為：「美國政府對於能為全球的物資儲備作出貢獻深感驕傲，萬一世界上有哪個地方遭受天花恐怖攻擊，這些儲存的疫苗將成為防禦的第一線⋯⋯這對確保美國人民的健康與安全來說，可說是跨出了重要的一步」[43]。這也如 Jeffrey Drazen 預測的：「雖然決策過程是奠基於醫學論據，但最終的決定權還是掌握在政府官員之手」[44]。

---

[41] Jeffrey Drazen, "Smallpox and Bioterrorism" *New England Journal of Medicine* 346, no. 17 (25 April 2002): 1262-63.

[42] Veronique de Rugy and Charles Pena, *Responding to the Threat of Smallpox Bioterrorism an Ounce of Prevention is Best Approach* (Washington, D.C.:Cato Institute, 2002), www.cato.org/pubs/pas/pa434.pdf

[43] Tommy Thompson, "United States Pledges 20 Million Doses of Smallpox Vaccine to Global Stockpile," *News Release*, US Department of Health and Human Service, 10 December 2004, www.os.dhhs.gov/news/press/2004pres /20041210a.html

[44] Drazen, "Smallpox and Bioterrorism."

HIV/AIDS 大流行：
一道「更急迫、更艱鉅也更複雜的任務」[45]

1981 年美國疾病管制局在其發行的《患病率與死亡率週報》（*Morbidity and Mortality Weekly Report*）上，宣佈後天免疫缺乏症候群（AIDS）以及傳播該疾病的人類免疫缺乏病毒（HIV）為一種新疾病[46]。從現有證據研判，HIV 的大流行始於 1970 年代[47]，因為缺乏對傳染範圍、傳播模式以及防治策略的了解，這個疾病悄悄地在 1980 年代傳遍了五大洲，使得 10 到 30 萬人受到感染[48]。

公共衛生社群自 1980 年代早期開始調查這種新疾病，第一屆 AIDS 國際研討會在 1985 年召開，值得注意的是，在會中官方才首度承認這個疾病快速傳播的嚴重性。歷經數次區域性的會議後，1986 年 WHO 在傳染病部門下新設立一個小型的 AIDS 防治計畫。一開始總幹事 Mahler 認為 HIV/AIDS 只是一個已發展國家的疾病，但沒過不久，他就被 Jonathan Mann 說服 HIV/AIDS 將威脅到全球健康。這位一手打造薩伊 SIDA 計畫（Project SIDA）的專家當時受聘於 WHO 負責處理 AIDS 問題，他表示：「我們正赤手空拳地站在一個跟以前發生過同樣恐怖的大流行之前……WHO 需拿出先前根除天

[45] As quoted in Barton Gellman, " Death Watch, The Global Response to AIDS in Africa, World Shunned Signs of the Coming Plague," *Washington Post*, 5 July 2000,www.washingtonpost.com/ac2/wp-dyn?pagename=article&node=&contentId=A47234-2000Jul4

[46] Elizabeth Fee, *The WHO Response to the HIV/AIDS Pandemic*, Geneva, WHO, 6 September 2006, www.who.int/global_health_histories/seminars/presentation08.pdf

[47] Elizabeth Fee and Theodore Brown, "Voice from the Past:Michael S. Gottlieb and the Identification of AIDS," *American Journal of Public Health* 96, no.6(June 2006)：982-83.

[48] Jonathan Mann, "AIDS:A Worldwide Pandemic," in M.S. Gottlieb, D.J. Jeffries, D. Mildvan, A.J. Pinching and T.C. Quinn, eds., *Current topics in AIDS*, Vol. 2 (New York:John Wiley & Sons, 1989).

花的氣魄，發揮幹勁、魄力以及創造力來執行這項較以往更加急迫、更艱鉅也更複雜的任務，開始進行全球 AIDS 防治工作」[49]。

在 RBFs 的預算支應下，這個計畫旋即在 1987 年擴編為 AIDS 特別計畫，之後又變成全球 AIDS 行動規劃（Global Programme on AIDS；GPA）。WHA 承認 AIDS 是一個「全球性的緊急狀況」，同時也通過了全球 AIDS 防治策略（Global Strategy for the Prevention and Control of AIDS；Global AIDS Strategy），將其規劃為一個發展公共政策、指引以及各種材料的實用性架構。1987 年 10 月，Mann 在向聯合國大會進行簡報後進一步促成 42/8 號決議，確立了 WHO 將在聯合國體系聯手打擊 HIV/AIDS 的工作中，扮演「必要的全球監督與協調」角色，各國政府則被鼓勵按這項策略發展全國性的 HIV/AIDS 計畫。此外，該決議也請求在聯合國體系下成立一個適當機構，以便緊密地同 WHO 合作，包括提供技術和財務上的協助等。

在 EBFs 的經費支持下，GPA 的人員不斷擴編且活動也更加頻繁，使其躍升為 WHO 史上規模最龐大的個別計畫。在 1980 到 1990 年間，這個計畫的經費從 1,800 萬美金提高到一億美金之譜。此外在總部的工作人員也從原本的 3 位增加到 100 位。大約在 1988 年，GPA 計畫已經在 170 個以上的國家開展，並集結各國的努力發展出各自 AIDS 防治策略。值得注意的是，早期 GPA 活動的定位較為廣泛，像是動員與串聯資源、訓練工作人員、鼓吹政策轉變、發起並協調研究，以及提高公眾的關注等，特別是 Mann 花費了許多努力讓 WHO 同意在維護人權的架構下優先考慮這個疾病[50]。1988 年舉行的 WHA 決議通過「平等對待 AIDS 患者（non- discrimination

---

[49] Gellman, "Death Watch."

[50] Jonathan Mann, S. Gruskin, M.A. Grodin and G.J. Annas, eds., *Health and Human Rights: A Reader* (New York: Routledge, 1999).

against People Living with AIDS）[51]，更加具體展現了人權在 Mann 所擘畫藍圖中的重要性。然而，Mann 的想法也造成他和當時 WHO 總幹事中嶋宏之間的直接衝突，中嶋宏在 1988 年接替閃電去職的總幹事 Mahler，他在就職後馬上表示對 AIDS 的關注已經過多，他說：「不要再跟我討論 AIDS 了，我手上還有瘧疾這個殺死更多人命的疾病得處理」[52]。接著他開始「正常化」GPA 的層級，縮減資源並開始冷漠以待，這樣的轉變也反映出 GPA 如此快速的成長與特殊地位，加上 Mann 獨特的個人風格，早已引發了 WHO 內部的不滿。Barton Gellman 曾撰文表示：「作為精於黑箱作業的能手，中嶋宏開始翦除 AIDS 計畫的羽翼」[53]。

　　一開始 WHO 被規畫成聯合國體系中 HIV/AIDS 的主導機構，但這個原本就不太穩固的聯盟敏銳感受到風向已然轉變，其它聯合國機構也樂得藉機放慢腳步以發展自身業務。但隨著這些機構終於體認到這個疾病仍舊持續散播，此外這項挑戰原來是這麼的錯綜複雜，交由專家來處理的需求才因而變得較為明確。大約是 1980 年代晚期，世界銀行、UNDP、UNICEF 以及聯合國人口基金組織（UNFPA）都各自發展出自己 HIV/AIDS 的業務，一開始這些活動是希望能補 GPA 的不足。1986 年世界銀行開始供給資金給非洲跟拉丁美洲的 HIV/AIDS 防治計畫，以主要作為衛生和社會部門計畫的一環。由於世界銀行被賦予的工作是「增進經濟發展而使發展中國家人口受惠」，他們坦承 HIV/AIDS 已經對經濟發展造成巨大的負面衝擊。世界銀行在 1988 年公佈了非洲 AIDS 防治策略，並且

[51] WHO, *Avoidance of Discrimination Against HIV-Infected Persons and Persons with AIDS*, WHA, Resolution WHA41.24, Geneva, 13 May 1998.

[52] As quoted in B.L. Ligon-Borden, "Dr. Jonathan Mann:Champion for Human Rights in the Fight Against AIDS," *Seminars in Pediatric Infectious Diseases* 14, no.4 (October 2003):314-22.

[53] Barton Gellman, "Death Watch."

不斷增加對這個策略的資助金額[54]，到了 1995 年，世界銀行對預防 HIV/AIDS 的贊助金額累積高達 5 億 6,700 萬美元，其中光是非洲就佔了 2 億 5,600 萬。[55]

HIV/AIDS 對低收入國家造成的社會經濟衝擊迫使 UNDP 將這個疾病納入工作表中，他們在 1988 年和 WHO 合作成立了打擊 AIDS 聯盟（Alliance to Combat AIDS），希望藉此結合 WHO 專家以及 UNDP 駐地代表的力量。WHO 傾向採生物醫學的方式，特別是血液安全的介入措施，然而 UNDP 則著眼於較宏觀的發展策略，雖然 UNDP 和 WHO 在 1992 年簽署了合作的諒解備忘錄（MOU），兩個機構間的關係反而卻越趨緊張；就在同一年，UNDP 由 Elizabeth Reid 領軍，自行設立 HIV 與發展計畫（HIV and Development Programme），專司處理和疾病傳播有關的社會經濟因素，此外，因為 Reid 極重視性別與平等議題，也因而挑起 UNDP 和 WHO 間的直接衝突。

HIV/AIDS 對婦女以及孩童的衝擊使得聯合國開始注意到愛滋孤兒以及愛滋嬰兒數目的不斷攀升。UNICEF 在 1990 年成立了 AIDS 工作小組，專注於減低 HIV 在年輕族群間的傳播、改善婦女以及年輕人的生殖健康等議題，此外還希望能整合現有計畫中的預防與治療工作。UNFPA 對 HIV/AIDS 的興趣始於這個疾病在人口學上所造成的衝擊，特別是對低收入國家而言更是如此。大約在 1980 年代晚期，越來越多資源開始投入，以整合 HIV/AIDS 和性傳染病（Sexually Transmitted Diseases, STD）的防治工作。基於此，UNFPA

---

[54] Jean-Louis Lamboray, *Combatting AIDS and other Sexually Transmitted Diseases in Africa: A Review of the World Bank's Agenda for Action*, (Washington, D.C.: Africa Technical Department, 1992).

[55] World Bank, *AIDS Prevention an Mitigation in Sub-Sahara Africa, An Updated World Bank Strategy* (Washington, D.C.:Africa Technical Department, 1996)

跟 GPA 共同制定了指引，希望將 AIDS 相關工作合併為母嬰健康
（Maternal and Child Health；MCH）與家庭計畫，由 UNPFA 協助發
放保險套、訓練工作人員，以及執行「資訊教育溝通」活動
（Information, Education and Communication；IEC）。

1980 年代晚期，WHO 在百家爭鳴中繼續維持在全球
HIV/AIDS 策略的主導地位，到了 1988 年，AIDS 跨機構諮詢小
組（Interagency Advisory Group on AIDS；IAGG）成立，由 GPA
擔任這個小組的主席與秘書處。在此同時，其它機制也紛紛成立，
像是聯合國國際經濟社會事務部（UN Department of International
Economic and Social Affairs）之下所設立的 AIDS 領航與常務委
員會（Steering and Standing Committees on AIDS）等，以協調聯
合國體系對 AIDS 越來越多的資源投入。即便作出了這麼多努
力，機構間協調的議題仍引起主要出資者的關注，WHO-UNDP
的聯盟已經演變成專業和私人間的衝突，所謂的合作早已蕩然無
存，而常務委員會也在 1992 年差不多宣告流產；同年，一項針對
GPA 進行的外部審查報告指出「如果希望聯合國機構的專業與經
驗能完全發揮出來，那麼這些機構間的合作方式就必須再重新調
整才行」[56]。

隨著對這個疾病知識和了解的增加，更加突顯出合作的破局不
僅僅導因於制度的差異，而是雙方在方式和策略上存在根本的岐
見。值得注意的是，隨著現行各種試圖延緩大流行的方法在發展中
國家紛紛被宣告無效後，各界已經逐步產生一些共識，像是
「HIV/AIDS 的流行已經複雜到無法用單一方法處理」、需要「更
多跨部門的合作」[57]。這些共識同時為世界銀行、UNDP、UNICEF、

---

[56] External Review Committee, *Report of the External Review of the World Health Organization Global Programme on AIDS*, Geneva, (January 1992)：41-43.

[57] Peter Piot, "New UN Program Promotes Multisectoral Approach to AIDS

UNFPA 以及 Mann 所接受，然而 Mann 卻在 1990 年的時候因為跟中嶋宏發生激烈衝突被迫離開 WHO，中嶋宏則被認為「徹底毀掉了 GPA 的努力」[58]。隨後 Mann 在哈佛大學創立了「HIV/AIDS 與人權計畫」（HIV/AIDS and Human Right Program）[59]，但大多數人仍相信在他離開以後「WHO 的 AIDS 計畫變得更加失敗」[60]。在此同時，工業化國家也不再像以前那麼擔憂 HIV/AIDS，根據接替 Mann 成為 GPA 主管的 Michael Merson 觀察：「到了 90 年代，HIV/AIDS 不會在美國的異性戀間造成大流行已經非常清楚……AIDS 不再是西方世界的威脅」[61]。到了 1996 年 1 月 1 號，GPA 正式由比利時籍 Peter Piot 所領導的 UNAIDS 取代。除了原有的 6 個發起者（WHO、UNICEF、UNDP、UNFPA、UNESCO、世界銀行）外，隨後又加入了聯合國高級難民署（UNHCR）、世界糧食計畫（WFP）、國際勞工組織（ILO）以及聯合國藥物與犯罪辦公室（UNODC）等機構，目標是「分擔計畫發展的責任、對策略方向作出均等的貢獻，以及在執行 HIV/AIDS 活動時採用其政策和技術指引」[62]。UNAIDS 受計畫協調委員會（Programme Coordinating Board）的監督，該委員會是由 10 個共同發起者、來自各地理區域

Prevention," *AIDScaptions* (May 1996): 34-37.

[58] Barton Gellman, "Death Watch."

[59] Larry Gostin, "Public Health, Ethics, and Human Rights:A Tribute to the Late Jonathan Mann," *Journal of Law, Medicine & Ethics* 29, no. 2(Summer 2001)：121-30.

[60] Sandra Thurman, Director of the White House Office of National AIDS Policy as quoted in Barton Gellman, "Death Watch, The Global Response to AIDS in Africa."

[61] Barton Gellman, "Death Watch."

[62] UN ECOSOC, Joint and Co-sponsored United Nations Programme on Human Immunodeficiency Virus/Acquired Immunodeficiency Syndrome (HIV/AIDS), Resolution 1994/24, 44th Plenary Meeting, 26 July 1994, www.un.org/documents/ecosoc/res/1994/eres1994-24.htm

的 22 位政府代表、5 個 NGO 代表以及病友聯盟共同組成。表面上，
這是透過「跨機構合作」的方式集結全球力量來對抗疾病；但私底
下，許多 GPA 的工作人員有感於過去十年的努力被國際政治摧毀
到只能付諸流水，因而充滿了挫敗感。對 WHO 來說，UNAIDS 的
成立無異是往自己臉上「打了一耳光」，這也顯示出資國家對 WHO
領導全球疾病計畫的能力已然失去信心。為了示好，UNAIDS 在成
立之初將基地設於 WHO 總部內，藉此表示 WHO 仍舊是其「主管
機關」，不過最後 UNAIDS 還是搬到自己的大樓內。重要的是，從
Mann 去職到 UNAIDS 成立的期間，疫情蔓延到一發不可收拾，讓
全人類付出了慘痛的代價。

由此可知，要把 WHO 單獨執行的 HIV/AIDS 活動從所有合作
型的計畫中區隔出來是非常困難的，回顧細節更非本章的意旨，從
WHO 的觀點來看，UNAIDS 的成立對 WHO 在全球衛生界的領導
地位可說是沉重的一擊，更何況這原本是 WHO 一直主張的管轄範
圍。如果從大處著眼，會發現總體來說這是外界對 WHO 自 1990
年代起就存在的內部派系和官僚主義等問題所投下的不信任票。如
第五章所要描述的，UNAIDS 的成立撼動了 WHO 核心，也迫使
WHO 重新自我檢視，以及接下來要在越來越競爭的組織環境中扮
演何種角色。這些挑戰是中嶋宏的繼任者 Brundtland 所必須面對
的，她試圖找出何為 HIV/AIDS 眾多項目中的「主流」，也就是「透
過從過去到未來的分析，HIV/AIDS 如何由內而外衝擊各個部門，
藉此決定每個部門該如何運用其相對優勢來回應」[63]。由此顯示出
WHO 將放寬關注的焦點，避開備受爭議、同時也是間接促成

---

[63] Helen Elsey and Prisca Kutengule, *HIV/AIDS Mainstreaming:A Definition,
Some Experiences and Strategies* (Liverpool:Liverpool School of Tropical
Medicine, January 2003) ,www.nu.ac.za/heard/research/ResearchReports /2003
/DFID％20mainstreaming％20report_Jan031.pdf

UNAIDS 成立的垂直途徑。接著 WHO 藉由「在跨部門處理 HIV/AIDS 的範圍內，釐清並強化健康部門角色」的體認，在 2003 年成立了「全球健康部門 HIV/AIDS 策略」（Global Health Sector Strategy for HIV/AIDS；GHSS）[64]。

另一方面，UNAIDS 的成立並沒有因此增加捐助者對抗這個疾病的意願，根據 Gellman 的說法，共同贊助者大幅削減原先投入 HIV/AIDS 的資源和人力，舉例來說，世界銀行的貸款從 5,000 萬美金降到少於 1,000 萬美金、WHO 從 1 億 3,000 萬降為 2,000 萬、聯合國兒童基金會則從 4,500 萬降到只剩 1,000 萬。在 UNAIDS 內部，Piot 的顧問將此稱為「打退堂鼓症候群」[65]；一份 2002 年出版的 UNAIDS 的評估報告也觀察到同樣的現象：

> 共同贊助者覺得意興闌珊，雖然早在 1993 年就已經知道 UNAIDS 會取代 GPA，但卻少有任何作為，使得 UNAIDS 必須等到成立兩年後基礎才穩固。財務上的安排既無法帶給他們額外的金援，也無法靠著贊助資金而獲得任何協助。在這種情況下，「共同贊助者」這個詞可說是徹底用錯了[66]。

全球基金的成立是為了回應 HIV/AIDS 以及國際衛生界普遍且長期存在的資金缺乏問題，不過為時已晚。另外成立全球基金也並不代表外界對 UNAIDS 缺乏信心，而是希望它能發揮出籌資機制的功能。從 2002 年起，外界關注的焦點已經轉移到增加逆轉錄病毒藥物（Anti-retroviral Drugs；ARVs）（特別是學名藥的部份）在疫情嚴重國家的取得管道。對 WHO 來說，這種轉變提供了一項

---

[64] WHO, *Global Health-Sector Strategy for HIV/AIDS, 2003-2007* (Geneva: Department of HIV/AIDS, 2003), www.who.int/hiv/pub/advocacy/GHSS_E.pdf

[65] Barton Gellman, "Death Watch."

[66] UNAIDS, *Final Report，Five-Year Evaluation of UNAIDS* (Geneva:October 2002), http ://data.unaids.org/Governance/PCB03/pcb_13_02_03_en.pdf

新契機，使得 WHO 有機會可以重新奪回技術上的主導權。到了李鍾郁這位以肺結核防治聞名的專家擔任總幹事的時代，WHO 宣佈 ARVs 取得管道的缺乏是一種「全球性的衛生緊急狀況」，結合 UNAIDS 共同發起了 3 by 5 計畫（3 by 5 Initiative），目標是 2005 年底前讓 300 萬生活在中低所得國家的患者能接受延長壽命的 ARVs。某種程度而言，這個活動不只是重蹈垂直方式或單一疾病計畫的覆轍，還不恰當地讓 WHO 的角色從技術轉移到實際執行：

> 3 by 5 計畫是一種無法持久的「由上而下」的方式，在缺乏政府高度投入的情況下，將加深對國際援助的倚賴……他們最不需要的，就是設下更多國際障礙來確保 ART 被隔離在昂貴又缺乏效率的官僚政治內。本身就擁有 HIV 計畫的國家在對付流行上一直最得心應手[67]。

無獨有偶，Jennifer Prah Ruger 和 Derek Yack 宣稱這項計畫是「明顯偏離 WHO 的本業，捨棄健康促進而轉向發展治療策略。這個計畫強調各國作業架構的重要性，然而這在許多國家早就已行之有年」[68]。WHO HIV/AIDS 的部門主管金墉（Jim Yong Kim）為此提出了包括「清楚共識的目標是不可或缺的」、「時間是基本要件」等辯護：

> 3 by 5 的反對者大概是著眼於以下這個問題：如果我們永遠無法達成，將會付出多少代價？我們可以只專注在預防 HIV 蔓延，或者期望能悠哉的改善藥物取得管道的問題，但在此

---

[67] Jim Yong Kim and Arthur Ammann, "Debate: is the '3 by 5' Initiative the Best Approach to Tackling the HIV Pandemic? *PLoS Medicine* 1, no.2 (November 2004):97-100.

[68] Jennifer Prah Ruger and Derek Yach, "Global Functions at the World Health Organization," *BMJ* 330, no. 7500 (14 May 2005):1009-110.

同時，感染狀況嚴重的國家極可能就在我們腳下就此瓦解，又或者我們可以稍稍移動一下腳步，讓自己去親近我們的終極目標－預防有人因 HIV 枉送性命[69]。

自 2005 年起，主要捐助國政府就持續致力於改善預防、治療、照護以及支持性療法的取得管道。在 2005 年的八大高峰會中，與會世界領袖矢言將和 WHO 以及 UNAIDS 一同合作，以期能在 2010 年達成取得管道普及化的目標[70]，這個目標是在第十六屆聯合國大會高階全員會議時所定下[71]。另一個主要目標是假設該計畫規模持續擴大，則希望能提升相關機構間的合作。除了全球基金和 3 By 5 計畫以外，美國總統小布希也在 2003 年公佈了總統防治愛滋病緊急救助計畫（President's Emergency Plan for AIDS Relief；PEPFAR），這是一個總金額高達 150 億美金的五年期計畫，目標是提供 ARV 治療供開發中國家 200 萬人口使用[72]。一個由各國政府、捐贈者、國際組織以及公民社會的代表共組的國際 AIDS 資金調和諮詢會議（Consultation on Harmonization of International AIDS Funding）同樣也在 2004 年 4 月成立，這個會議宣佈了以下的「三一準則」：

- 一個一致的 AIDS 行動架構，提供所有夥伴工作協調的基礎；

---

[69] Kim and Ammann, "Debate."

[70] roup of Eight, *The Gleneagles Communique*, 2005, www.fco.gov.uk/Files/kfile/PostG8_Gleneagles_Communique.pdf

[71] N General Assembly, "2005 World Summit Outcome," Draft Resolution Referred to the High-level Plenary Meeting of the General Assembly by the General Assembly at its 56th Session, New York, 15 September 2005, www.who.int/hiv/universalaccess2010/worldsummit.pdf

[72] US State Department, "About PEPFAR," Office of US Global AIDS Coordinator and the Bureau of Public Affairs, Washington, D.C., www.pepfar.gov/about/

- 一個國家級的 AIDS 協調當局，賦予其廣泛、跨部門的工作內容；
- 一個一致的國家級監測與評估系統[73]。

UNAIDS 被要求擔任該準則促進者與協調者，希望讓更多人明瞭這項準則的內容；到了 2005 年，聯合國機構以及其它跨國與國際工作者同意成立一個全球性的任務小組，希望藉此增進 HIV/AIDS 各領域間的合作。

雖然因為 HIV/AIDS 而在 1990 年代末所引導出的計畫和資金風潮是史上空前的，但大流行所造成的實際衝擊究竟為何卻依然未知，全球為 HIV/AIDS 而挹注在中低收入國家的財務資源明顯地增加，根據 UNAIDS 的估計，花費在 HIV/AIDS 的資金從 1996 年的 3 億美金一路攀升到 2005 年的 83 億，到了 2007 年甚至已經達到 220 億之譜。即便如此，目前的花費仍舊遠低於實際需要，光是 2006 年一年便需要 150 億美元，到了 2008 年更是上升到 220 億美金才足夠。如何繼續維持且不斷增加投入以滿足實際需求，對 HIV/AIDS 的防治工作可謂是一項嚴峻挑戰[74]。

對 WHO 來說，增加 ARV 藥物取得管道的承諾也因為經貿和公衛社群間的緊繃關係而不得不跳票，如第五章所形容的，越來越頻繁的雙邊或區域經貿協定使得各國對智慧財產權的把關愈加嚴格，而這正好跟另一個智慧財產權協定（Agreement on Trade Related Intellectual Property Rights；TRIPs）所強調的彈性相牴觸，TRIPs

---

[73] UNAIDS, *The "Three Ones" in Action: Where We Are and Where We Go From Here* (Geneva: 2005), http://data.unaids.org/publicaiton/irc-pub06/jc935-3onesinaction_en.pdf

[74] NAIDS, *Global Facts and Figures* (Geneva:December 2006), http://dataunaids.org/pub/EpiReport/2006/20061121_EPI_FS_GlobalFacts_en.pdf

允許貧窮國家可以生產或進口 ARV 的學名藥，也因而使得總幹事遭受來自美國政府的強力施壓，但 WHO 竟因此就壓下各界對美國雙邊貿易協定的批評[75]，反映出了 WHO 面對強權政治時的無能，就像 Paul Benkimoun 所說的：

> 作為總幹事，縱使李鍾郁本身有自信可以對抗美國的影響力，但他被賦予能處理的空間也委實太小。美國對 WHO 施壓最明顯的例子就是干涉 WHO 在泰國代表的人事，只因為這位候選人在任命後投書曼谷日報社論，反對從 2004 年開始進行協商的美泰雙邊經貿協定，竟然馬上就被召回，這個事件充分顯示出美國對 WHO 的影響力有多大……為了得到美國對 3 by 5 計畫的支持，李鍾郁在飲食運動和健康全球策略（Global Strategy on diet, physical activity and heatlh）中對食品業的立場也只好趨於軟化[76]。

到了 2006 年底，全球估計有 3,950 萬人感染 HIV/AIDS，光是 2006 年，就估計有 430 萬人新感染 HIV，以及將近 300 萬人死於 AIDS 相關疾病。婦女感染人數則不斷提高，幾乎佔了全球成人感染人口的一半（48％）；而全球新感染人口中，25 歲以下的年輕人就佔了將近二分之一[77]。Anthony Fauci 這位小布希政府幕僚中的資深顧問在他的報告中指出：「正當我們讓一個人接受治療的同時，就有六個人新感染 HIV，我們在這場數字戰役中正節節敗退……這個疾病在亞洲跟非洲已經逐漸失去控制」[78]。這些駭人的統計數據

---

[75] Dylan Williams, "World Health:A Lethal Dose of US Politics," *Asia Times* (17 June 2006)

[76] Paul Benkimoun, "How Lee Jone-wook Changed WHO," *Lancet* 367, no.9525 (3 June 2006):1806-8.

[77] UNAIDS, *Global Facts and Figures*.

[78] Anthony Fouci as quoted in "World Losing Fight Against Aids," *BBC News*, 23 July 2007, http://news.bbc.co.uk/1/hi/world/asia-pacific/6911736.stm.

透露出這個疾病蔓延的速度遠比我們所投入的還快，且不論是社會或生物醫學方面的挑戰也依舊嚴峻。

小兒麻痺根除計畫：我們學到了什麼？

小兒麻痺症是受到腸病毒（Enterovirus）屬中的小兒麻痺病毒（poliovirus）感染所導致，急性病毒感染主要是透過糞口途徑傳播，免疫不全和營養缺乏的人感染風險與疾病嚴重度都會比一般人來得高。在成功根除天花後，小兒麻痺因為缺乏動物宿主、而且可以靠小兒麻痺口服疫苗（OPV）加以預防，而被視為下一個可能根除的目標。約在 1970 年代晚期，生物技術的演進也帶動了疫苗改造，1978 到 1979 年美國國家過敏與傳染性疾病研究院（National Institute of Allergy and Infectious Diseases）提出了一個加速疫苗發展的計畫，隨後，美國醫學研究機構（Institute of Medicine, IOM）在 1980 年公佈兩項研究成果，找出 19 種已經發展成熟、可以推行到發展中國家的疫苗。然而，當時的美國雷根總統（Ronald Reagan）明確表示發展疫苗並非政府的優先任務，狠狠澆了公衛界一盆冷水。

為了對此作出回應，1984 年有場會議選在洛克斐勒基金會轄下的拜拉吉歐會議中心（Bellagio Conference Center）召開，目的是要振興國際疫苗計畫，特別是 WHO 的擴大免疫行動規劃（Expanded Programme of Immunization；EPI）[79]。會議結束後促成了 WHO 疫苗發展行動規劃（Programme for Vaccine Development；PVD）的誕生，希望能藉機妥善運用科技優勢，以及改善基礎研究間的合作。這場會議的與會者，包括天花根除計畫主管 D.A.

---

[79] C. Sathyamala, Onkar Mittal, Rajib Dasgupta and Ritu Priya, "Polio Eradication Initiative in India: Deconsturcting the GEPI," *International Journal of Health Services* 35, no. 2(2005): 361-83.

Henderson、免疫學家 Gustave Nossal、以及來自 WHO、UNICEF、UNDP 還有世界銀行的代表們，一致同意成立兒童生存工作小組（Task Force for Child Survival；TFCS），由美國疾病管制局前任局長 William Foege 領軍，致力於克服機構間的對立行為。在 WHO 還是聯合國體系中衛生領域的領導者的時候，關於 WHO 是否有足夠能力主動領導其它機構的質疑聲浪就已層出不窮。誠如 William Muraskin 所說：「很多人害怕 WHO 會像黑洞一樣，吸入並扼殺掉所有進入軌道的東西，雖然 WHO 的協助是不可或缺的，但他們所造成的箝制卻使人窒息」。後續的會議，也就是知名的拜拉吉歐 II（Bellagio II），也在第二年由 TFCS 主辦召開，Henderson 在會中重申基礎研究的必要性：「在 EPI 六個現行使用的疫苗中（小兒麻痺、肺結核、白喉、百日咳、破傷風以及麻疹），沒有一個是讓人完全滿意的」[80]。

　　基於建構疫苗發展與應用的國際政治考量，根除小兒麻痺的需求在 1988 年的拜拉吉歐 III（Bellagio III）後被提出來，隨後 1989 年的 WHA 也決議予以支持，並成立全球小兒麻痺根除計畫（Global Polio Eradication Initiative），目標是在 2000 年全面根除這個疾病。然而，如果國際衛生社群繼續分裂下去，這個目標又怎麼可能達成呢？考量到現有的疫苗已經足以達成目的，Henderson 提出一個超大型規模（Manhattan-Type）的計畫希望能改良小兒麻痺疫苗。因為 PVD 只提供小額的經濟援助，他轉而尋求一向偏好幼兒疫苗計畫的 UNICEF 支持。1990 年 UNICEF 的 Jim Sherry 和來自洛克斐勒基金會的 Scott Halstead 會唔，基金會支持幼兒疫苗的概念，也就是「透過多抗原疫苗來預防孩童的主要殺手疾病，這個疫苗必須

---

[80] William Muraskin, *The Politics of International Health: The Children's Vaccine Initiative and the Struggle to Develop Vaccines for the Third World* (New York: State University of New York Press, 1998).

在能保存於常溫下、口服，而且只需在幼童時期接種單劑就可以達到終身免疫」[81]。這個概念在 PVD 提出的時候馬上被斥為無稽之談，PVD 的科學專家顧問團（Scientific Advisory Group of Experts；SAGE）甚至將之稱作「科幻小說」。另一方面，Halstead 對於 PVD 只專注在基礎研究卻無法將成果發展為產品感到很挫折，也因此他相信孩童疫苗的概念將可獲得贊助者青睞。正當 WHO 跟 UNDP 在 1990 年合作成立一個疫苗發展聯合計畫（Joint Programme for Vaccine Development）之際，Halstead 和 Sherry 聯手在 1990 年 7 月召開了一個國際專家會議，就 UNICEF 所贊助的疫苗研究合理性提出建議，Muraskin 將此形容為：

> 召開這個會議本身就是一個極複雜且精細的過程，因為必須先減緩聯合國機構間，特別是 WHO 和 UNICEF 會間的競爭形勢……自從 UNICEF 在 1980 年代早期宣佈了「兒童的革命」（Children's Revolution），並一舉直接跨入幼兒健康促進領域後，WHO 跟 UNICEF 間的衝突和競爭就不斷白熱化，兩個機構對勢力範圍的對立競爭愈見頻繁，此外在處理大部分事情的風格與方式上發生爭執也時有所聞[82]。

為了搭起合作的橋樑，TFCS 於 1990 年 9 月選在 UNICEF 總部召開一場會議，不過 WHO 的總幹事中嶋宏對於 WHO 不是主辦單位而感到不滿，因此隨後 UNICEF 跟 WHO 都被納入共同主辦單位。這項會議的成果就是：《紐約宣言：孩童疫苗計畫》（The Declaration of New York：The Children's Initiative），計畫的主導權最後是由 WHO 取得。某些人對於此決議仍持保留意見，尤其是來自洛克斐勒基金會的 Halstead，他考量到的是 PVD 在疫苗發展上

---

[81] Ibid.

[82] Ibid.

是眾所皆知的效率不彰，而 UNICEF 卻還得提供贊助給這個計畫。大體而言，就像第五章所描述的，隨著這段時期各方不斷質疑 WHO 的功能不彰，也讓越來越多由 WHO 共同發起，但不受總幹事直接管轄的特別計畫因此應運而生。考量到這一點，孩童疫苗計畫（Child Vaccine Initiative；CVI）在 1990 年 11 月選在 PAHO 召開一個特別會議，由於 WHO 仍舊希望握有這個計畫的主導權，因此該次會議決定 WHO 將是這個新計畫的主辦人，但計畫的秘書處則仍維持獨立性。

雖然機構間的競爭仍舊存在，但根除小兒麻痺的目標卻是 WHO、UNICEF 以及其它合作夥伴（像是國際扶輪社以及美國疾病管制局）在 1990 年的世界兒童高峰會（World Summit for Children）中一致認同且共同追求的。1990 年，正當全球小兒麻痺根除計畫（Global Polio Eradication Initiative；GPEI）被宣布的同時，野生株的小兒麻痺病毒已經在五大洲 125 個國家肆虐，使得每天有超過 1,000 個孩童因此癱瘓。在計畫開始的 8 年間，已經有了可觀的進展，首先，就跟過去的疾病根除計畫一樣，先在那些公共衛生基礎建設已經完善的國家出現進展。到了 1991 年小兒麻痺在美洲的傳播已被遏阻，1994 年國際瘧疾根除授證委員會（International Commission for the Certification of Polio Eradication）確認小兒麻痺在美洲絕跡，緊接著是西太平洋地區也在 1997 年宣佈根除。1999 年召開的 WHA 重申應加緊根除的腳步[83]，到了 2002 年 WHO 歐洲區域也宣布小兒麻痺已經在該地區絕跡[84]。

[83] Haroon Ashraf, "WHO Takes Another Step towards Polio Eradication," *Lancet* 359, no.9325 (29 June 2002)：2255.

[84] "The WHO European Region Declared Free of Polio," *Euro Surveillance Bulletin* 7, no.5 (May 2002):76-77.

　　雖然小兒麻痺病的例數已經減少了 99％，截至 2000 年為止，全球根除的目標仍尚未達成。小兒麻痺依然在非洲及亞洲 17 個國家流行（之前是 125 個），在投入雙倍的努力後，2003 年該疾病在全球流行的國家已經減到只剩 6 個，分別是奈及利亞、巴基斯坦、印度、尼日、阿富汗以及埃及。然而，已根除區再度感染的風險已被證實逐步上升，以蘇丹為例，因為戰爭和人口遷徙的關係，小兒麻痺在絕跡後三年再度爆發。作為 GEPI 的負責人，David Heymann 警告：「非洲國家很努力根除小兒麻痺且功效卓著，但可悲的是，這些國家卻再度爆發疫情」[85]。為了回應上述威脅，一項名為「新全球根除策略計畫——2004-2008」（New Global Eradication Strategic Plan for 2004-8）在 2004 年提請 WHA 議決，這個新計畫將根除的時程表延長至 2008 年。

　　到了 2007 年末，能否如期達成這項目標仍然未知，不過可以確定的是原生種野生株病毒已經停止在埃及跟尼日肆虐，使得地方性流行的國家減到僅剩 4 個[86]；此外奈及利亞北部爆發了新疫情，這個回教地區相信疫苗會導致不孕，而且是美國用來散播 HIV 的陰謀，所以停止進行預防接種。而印度北方省（Uttar Pradesh）的病例數也在 2006 年增加了[87]，關於 OPV 用於孩童劑量過量的議題則逐漸受到重視，但卻伴隨著把小兒麻痺誇大為公共衛生問題的指控[88]。不僅如此，就跟其它全球計畫一樣，小兒麻痺計畫也面臨經

[85] Fiona Fleck "WHO Warns of a Polio Epidemic in Africa, " *BMJ* 328, no.7455 (26 June 2004)：1513.

[86] Global Polio Eradication Initiative, *Annual Report 2006* (Geneva:WHO/Rotary International /CDC/UNICEF, 2006), www.polioeradication.org/content/ publications/AnnualReport2006_ENG01.pdf

[87] Global Polio Eradication Initiative, *Monthly Situation Report*s, December 2006, www.polioeradication.org/content/general/poliositrepNovember2006.asp

[88] Sathyamala et al., "Polio Eradication Initiative in India."

費短缺的問題，根據 WHO 的估計，光是 2007 到 2008 年，資金的缺口就高達 3 億 9 千萬美元[89]。從 1988 年起，全球有 20 億孩童接受過小兒麻痺預防接種，花費的成本已達 30 億美金。如欲徹底根除剩餘國家的小兒麻痺，必須仰賴政治和經濟資源的共同投入。因此 GPEI 在歷經長達二十年的努力後，所呈現的仍是成敗各見的結果。

結語

　　不管是對有力的捐贈者或是一般大眾來說，透過全球疾病活動來預防、治療，甚至有可能的話根除某種疾病，已蔚為 WHO 的象徵性角色。正因疾病影響的人口眾多，對於經濟社會發展的衝擊至鉅，因此不論就功利或人道主義的立場，都認為應努力對抗疾病。此外，大型疾病計畫也具有某種政治上的魅力，若能迎合大眾喜好，這類計畫可輕易獲取大筆財務支援，如果計畫成功，甚至還可以一舉提高世衛組織的地位與名聲。疾病防治與根除激起了群眾的想像，使得世衛組織朝具體的成功更邁進了一步，不過一旦計劃失敗，也會招致等量的批評。

　　WHO 在過去六十年間致力對抗各種疾病，其中各有成敗，早期的瘧疾根除計畫可說是徹底宣告失敗，然而天花計畫卻是 WHO 成立以來最著名的成就。在這兩個極端之間，WHO 也試圖著墨於許多疾病，不過彼此的成效差異甚大，但許多計畫仍被建議繼續維持下去，因此 WHO 的業務仍以專注於疾病的計畫為大宗，全球性的疾病對抗行動一直是最多鎂光燈的焦點，但卻有許多計畫只得到有限程度的關注。

---

[89] WHO, "Poliomyelitis," *Fact Sheet No 114*, September 2006, www.who.int /mediacentre/factsheets/fs114/en

　　上述分析的目的，是希望讀者可以因此深入瞭解在 WHO 促進並改善全球健康的工作目標下，全球對抗疾病行動將面臨到哪些機構、技術與政治等不同層面的複雜挑戰。這類行動可以得到超乎所需的支持，但是一旦成果不如預期，也可能會遭致各方嚴厲的批評。過度專注在技術層面的解決之道，像是殺蟲劑、疫苗和藥物（所謂的「神奇子彈」），卻忽略疾病如何發生與傳播等社會層面的議題，可謂是那些失敗計畫的一大特色。

　　最後，透過觀察計畫的執行是否公正無私，也可一窺 WHO 自身面臨的情況。舉例來說，CVI 的爭執事件清楚描繪出近幾十年來國際衛生社群中機構競爭的情形；而 WHO 和其它健康相關國際組織間的對立狀態，也突顯出政策環境的競爭已越演越烈，疾病計畫的主導權已經演變成熱門的政治籌碼。WHO 在爭奪 HIV/AIDS 主導權的戰爭中落敗，大部分可歸咎於 WHO 和其它機構在採行生物醫學或別種方式間的權衡有不同的看法。而過去勝負各見的紀錄，也在某種程度上反映出 WHO 太過偏重生物醫學方法的侷限性。只能說全球對抗疾病活動本身，距離實現 WHO 提升全球健康的工作目標間還有一段漫長的道路要走。

第四章　處理各種健康決定因素

　　雖然在 WHO《組織法》中最常被引用的「健康」定義是「不僅為疾病或羸弱之消除」，但 WHO 絕大多數的工作還是專注在處理疾病問題上。就像第三章所描述的，處理特定傳染病的大型計畫可說是 WHO 在過去六十年間的重要支柱。早期的天花根除，以及其它如對抗雅司病（Yaws）等成就，使得 WHO 習於在其它疾病上也套用類似模式。然而隨著這套模式用在瘧疾、HIV/AIDS 以及其它疾病威脅的成效並不如先前般良好時，模式本身也必須再重新加以調整。實際上大約在 1960 年代末，某些計畫的結果委實讓人失望，大家也逐漸發現發展中國家有限的醫療服務其實不足以應付大型計畫，更遑論在疫情緊迫的情況下了。因此若想改善健康狀況，需要的應為長期策略而非只專注在個別疾病上。

　　這一章我們將檢視公衛社群所進行的一項新嘗試，以及這項嘗試如何影響到 WHO 的工作，這主要是把關注的重點擴大到各種影響健康的決定因素，並藉此修正過去對社會醫學的忽視。所謂健康決定因素是指「包含個人、社會、經濟和環境等決定個人或群體健康狀況的因素」[1]，這類因素也可以廣義地被歸類到「社會經濟環境、生理環境、幼兒發展、個人健康行為、個人能力與應對技巧、生物學與天資、醫療服務」等項目[2]。

---

[1]　WHO, *Health Promotion Glossary* (Geneva: 1998).

[2]　Public Health Agency of Canada, *Canada's Reponse to WHO Commission on Social Determinants of Health Glossary* (Ottawa:Government of Canada, 2007)

　　WHO 首先注意到的是個人因素，而本質上較為宏觀的環境或結構因素就顯得較少受到關注。這樣的傾向在 WHO 內部，甚至整個國際衛生領域帶起一股潮流，亦即只重視各種會影響健康狀況的「原因」（也就是反向的），卻不太考慮所謂的不健康到底是如何表現出來的（也就是正向的）。一開始，這種傾向呼應了從 19 世紀以來社會醫學運動的走向，也再度確認了所得、房屋、職業、食物和教育等因素會大大地影響個人或群體的健康。自 1980 年代起，滿足基本醫療需求的機會在社群內或各社群間是否均等的議題，一直廣受學術界和政治人物的青睞。直到最近，更宏觀的因素，像是發展、貿易協定、政府和市場間關係等也一併被放進來考慮。值得注意的是，這些性質各異的因素意味的不僅是知識份子的辯論，背後更透露出 WHO 是如何分配資源與重心的意涵。

　　為了讓讀者了解政治、經濟和意識形態是如何讓 WHO 將重心擴及各種影響健康的關鍵因素，並進而影響其工作內容，本章將介紹幾個關鍵性的活動，包括全民均健（Health for All）、《國際母乳替代品銷售守則》（International Code of Marketing of Breast-milk Substitutes）、基本藥物示範目錄 （Model List of Essential Drugs）、《菸草控制框架公約》（Framework Convention on Tobacco Control；FCTC），以及健康問題社會決定因素委員會 (Commission on Social Determinants of Health)。其中有不少活動已在別的文章有很詳盡的分析，在這裡我們只作簡單的描述，而把重點放在 WHO 如何試圖在以疾病為目標的方案，以及在各種造成不健康的潛在因素間取得平衡。也正因為調和這兩個在本質跟基本價值上皆截然不同的途徑有一定的難度，因此迄今仍是造成 WHO 內部緊張關係的原因之一。

www.phac-aspc.gc.ca/sgh-dss/glos_e.html

回歸根本：初級衛生保健運動

　　1970 年代世界經濟的衰退導致景氣蕭條，使得仰賴石油進口的中低所得國家（low and middle-income countries； LMICs）大量舉債，因此衝擊到公共財源。這種情形促使它們開始反思以西方工業國家經濟成長模式為目標、利用大規模投資來帶動經濟發展的理論是否可行。這種思維的轉換連帶使中低所得國家在國際政治上展現更強勢的氣魄，顯現在不結盟運動（Non-Alighed Movement）與高唱國際經濟新秩序（New International Economic Order；NIEO）上。促成這項運動的關鍵點是希望改善世界經濟在結構上不平等的現狀，這種不平等使得工業化國家長久處在世界經濟的「核心」，而中低所得國家卻只能被遺棄在「邊陲」。中低所得國家認為，戰後秩序明顯偏厚工業化國家，因此必須重新在根本上進行調整，方能讓發展中國家往前邁進。

　　在醫療衛生的部份，許多戰後新興獨立的國家都套用了西方的醫療模式，亦即要不是沿用殖民時代的制度，就是將戰後的現代化發展理論加以延伸。以這種醫療模式為基礎的衛生保健體系，通常著重以醫院為場域，由醫療專業人員提供病人服務、治療照護及使用高科技設備等，不過還是有一些例外，著名的像是印度政府在1943 年建立的 Bhore 委員會（Bhore Commission），就建議應該規劃醫療服務流程，包括初級衛生保健等，以提升民眾健康[3]。無獨有偶，Richard Titmus 受坦干依各（Tanganyika，編按：今屬坦尚尼

---

[3] Chandrakant Lahariyz, Hyoti Khandekar and Joseph G. Prasuna, "A Critical Review of National Rural Health Mission in India," *Internet Journal Health* 6, no.1 (2007), www.ispub.com/ostia/indes.php?smlFilePath=jounral /ijh/vol6n1 /mission.xml

亞）政府委託在 1961 到 1962 年間進行的研究也發現應協助政府規劃其衛生保健服務[4]。然而，當時大部分醫療發展援助的重點大多在於硬體基礎建設的規劃，比如興建醫院或醫學院等，大多數新興國家的衛生保健體系還是逐步朝西方醫療的模式靠攏，且不論財務或人力資源的配置上皆如是。

　　約莫在 1970 年代，這種模式所提供的服務已被證實無法滿足貧窮國家人民的基本需求。不只如此，在經濟艱困的氛圍下，許多發展中國家必須面對公共支出的沉重壓力，也越來越無力負擔這種模式的開銷。正當 OECD 國家醫療支出佔 GDP 比例仍舊維持穩定的同時（1970-1989）[5]，中低所得國家的醫療資源卻因外債增長、經貿衰退的緣故而受到嚴重壓縮。在這種資源有限的情況下，的確有必要尋找一套能合乎中低所得國家特殊需求、負擔得起、低成本且適當的方式，許多國家如拉丁美洲、孟加拉以及菲律賓等紛紛開始採用替代方案，也就是讓以社區為基礎的醫療人員來提供健康照護，中國著名的「赤腳醫生」就是一例。在接受完基本的訓練後，赤腳醫生便被分發到偏遠地區提供醫療服務，這些改革也在其它的低收入地區獲得成效，特別是古巴以及印度的喀拉拉省（Kelala），更向世人證明了他們有能力在資源有限的情況下改善公共衛生。由 John Bryant 撰寫的《健康與發展中國家》（*Health and the Developing World*）[6]、Kenneth Newell 的《民治的健康》（*Health by the People*）[7]，

---

[4]　Richard Titmuss, 'The Health Services of:A Report to the Government" *Medical Care* 2, no1.(January-March 1964)：27-29.

[5]　George J. Schieber and Jean-Pierre Poullier, "International Health Spending: Issue and Trends," *Health Affairs* 10, no.1 (Spring 199): 106-16, http://content.healthaffairs.org/cgi/reprint/10/1/106.pdf

[6]　John H. Bryant, *Health and the Developing World* (New York:Cornell University Press, 1969).

[7]　Kenneth Newell, *Health by the People* (Geneva:WHO, 1975)

以及 Carl Taylor 的《鄉村醫師：偏遠地區實習制度探討，以印度七所醫學院為例》(*Doctors for Villages： Study of Rural Internships in Seven India Medical Colleges*)[8]等書籍，在這些改革中也扮演了關鍵的角色。正如 Byrantt 所言：「要滿足最迫切的需求總不能只靠噴槍和注射針頭」[9]。

　　1975 年，WHO 和 UNICEF 聯合出版了一份受到廣泛討論的報告《切合發展中國家基本健康需求的替代途徑》(*Alternative Approaches to Meeting Basic Health Needs in Developing Countries*)。有很長一段時間 UNICEF 工作和策略的重心，在於提供並滿足二戰後歐洲大部分地區孩童的急難需求，但這也連帶使得非歐洲地區中低所得國家孩童的長期需求受到關注。從 1960 年代早期到 1970 年代中期，UNICEF 將重心拓展到滿足孩童的智力、社會乃至於情感需求。與此同時，該機構亦將角色向外延伸至政策倡議以及技術支援的領域，企圖透過發展各種相互關聯的服務，滿足人類基本的需求，也就是著名的「基本服務策略」(Basic Services Strategy)。在 WHO 內部，隨著新任總幹事 Halfdan Mahler 的履新，也制定出新的目標，這位經歷 WHO 各層級豐富歷練的肺結核防治專家，同樣也長期關注社會正義的議題，因此他在 1976 年 WHA 上，提出「公元兩千年全民均健」(Health for All by 2000) 的目標，在大會演講時他提到：「許多社會演進和革命都肇始於社會結構的崩解之際，現在公共衛生的科學與技術結構也出現了崩解的徵兆了。」[10]。

---

[8]　Carl Taylor, *Doctors for Villages: Study of Rural Internships in Seven India Medical Colleges* (New York:Asia Publishing House, 1976)

[9]　Marcos Cueto, „The Origins of Primary Health Care and Selective Primary Health Care," *American Journal of Public Health* 94, no.11(November 2004)：1864-74.

[10]　Halfdan Mahler, "Social Perspectives in Health :Address in Presenting his

Box 4.1　Halfdan Mahler

　　歸功於他在任內所推行的「全民均健」計畫以及初級衛生保健，來自丹麥的 Halfdan Mahler 至今仍是 WHO 歷任總幹事中最受推崇的一位。他出生於 1923 年，在完成醫學訓練後，他於 1950 到 1951 年間投入國際衛生的領域，領導紅十字會在厄瓜多推行的對抗肺結核計畫。1951 年起的十年間，他在印度擔任 WHO 國家肺結核計畫的資深官員。之後在 1962 至 1969 年間，擔任 WHO 位於日內瓦總部的瘧疾部門最高主管，在此之前，他加入一個名為「計畫系統分析」（Project System Analysis）的專案，主要跟提升各國從事健康計畫的能力有關。1970 年，他被擢升為 WHO 的助理總幹事，與此同時，他的「計畫系統分析」專案仍持續進行中。1973 年，Mahler 被選為 WHO 第三任總幹事，又在 1978 和 1983 年兩度連任（每任五年），直到 1988 年卸任。

　　Mahler 的領導風格被形容為充滿魅力與熱忱的使命感，這可能是受到他身為浸信會牧師的父親影響。Mahler 成功結合了良好的專業知識以及對社會正義的道德信念。他所推行的「全民均健」計畫以及初級衛生保健運動可說是源自他的背景，同時也是他留給後人最珍貴的東西。在處理基本藥物取道管道不暢通的問題，以及嬰兒食品產業法案的時候，他接連跟兩個具影響力的產業正面對抗，也由此充份展現出他過人的勇氣。由於他的計畫得到幾乎 WHO 所有會員國的支持，不啻為在指控聯合國體系變得越來越泛政治化的美國政府臉上打了一耳光，但接踵而至的則是 WHO 正常預算遭到凍結的壓力，使得他被迫在 1988 年的總幹事選舉後退休。不過他後來談到，若當時瞭解到自己背後還有那麼多的力量願意支持，他一定會再次競選連任。

資料來源：Complied from Marcos Cueto, "The Origins of Primary Health Care and Selective Primary Health Care," *American Journal of Public Health* 94, no.11：1664-74(2004).

Report for 1975 to the Twenty-Nineth World Health Assembly, Geneva, 4 May 1976," 1, Mahler Speeches/Lectures, Box 1, WHO Library.

在發現雙方對健康發展的理念一拍即合後，1978 年 9 月，Mahler 跟 UNICEF 祕書長 Henry Labouisse 共同在吉爾吉斯的阿拉木圖（Alma Ata, Krygyzstan）召開了一個劃時代的「初級衛生保健國際大會」（International Conference on Primary Health Care），直到今日這個大會仍被譽為「20 世紀公共衛生的重要里程碑」[11]。遵循「全民均健」的目標，大會呼籲應轉變對健康發展的思維，放棄過去那種由上而下、偏好高科技以及僅僅處理某些特定疾病的垂直途徑，轉而採行可及性高且能彼此整合的衛生保健模式，換句話說，就是充分發揮在地社區的關鍵角色、引進便宜且恰當的技術，並著手處理各種導致健康狀況不佳的政治、社會與經濟等因素。以上的策略被統稱為「初級衛生保健」（Primary Health Care；PHC），將重心從過去的都市醫院轉移到在地第一線的健康服務提供者，包括家庭醫師、護理人員、藥師、社會工作者以及其它社區內的工作人員等。重要的是，初級衛生保健還揭示了公民以及地方政府、公民社會組織等社群所扮演的角色。簡單地說，初級衛生保健希望將焦點從由上而下（top-down）轉換成由下而上（bottom-up），並且將衛生保健的途徑從垂直（重視疾病）修改為水平（重視整合）。在 WHA 的 158 個會員國中，有 134 國出席了該大會，並在會後共同發表了《阿拉木圖宣言》（Declaration of Alma Ata）（全文內容請參見 Box 4.2）

---

[11] WHO, "WHO Called to Return to the Declaration of Alma-Ata International Conference on Primary Health Care," Commission on the Social Determinants of Health, Geneva, 2007, www.who.int/social_determinatns/links/events/lma_ata/en/index.html

Box 4.2　《阿拉木圖宣言》，初級衛生保健國際大會，阿拉木圖，蘇維埃社會主義共和國聯邦，1978 年 9 月 6 日至 12 日

　　國際初級衛生保健大會在 1978 年 9 月 12 日舉行，呼籲所有政府、健康和發展工作者、乃至於全世界都應該針對這項急迫的需求採取行動，以保障並且增進全世界人口的健康，以下為本宣言內容：

宣言

I.　　本次會議強力重申：健康是生理、心理及社會適應三個方面全部良好的一種狀況，而不僅為疾病或羸弱之消除。健康是基本人權，達成最佳的健康狀態是全球最重要的社會目標，除了健康部門外，還需要許多社會和經濟部門一同投入。

II.　　目前存在已發展和發展中國家間、乃至於在各國內健康狀況不平等的現象，無論在政治、社會和經濟上都是不可接受的，所有國家都應當共同關注。

III.　奠基於新國際經濟秩序進行的經濟與社會發展，對於充分達成全民均健、以及消弭已發展和發展中國家之間健康狀況的落差而言，有其基本的重要性。增進並且保障人民的健康，是維繫經濟社會發展、改善生活品質、以及促進世界和平的基本要件。

IV.　人民有透過個別和群體來計畫並履行自身衛生保健的權利和義務。

V.　　政府有責任透過提供適切的健康和社會計畫，以照顧人民的健康。政府和國際組織在接下來數十年間重要的社會目標之一，就是在公元 2000 年達成全民均健，使所有人都能具備社會和經濟上的生產力。初級衛生保健是達成這項目標的關鍵，同時更是實現社會正義精神的一部份。

VI.　初級衛生保健是一種必要的衛生保健，奠基於一種實際、具科學論據以及為社會所接受的方法與技術，讓群體中所有個人或家庭都可以透過充分的參與而獲得衛生保健，但是在成本上，不但讓社區和國家無論在哪個發展階段都可以負擔得起，而且還能秉持自給自足和民族自決的精神。初級衛生保健還形塑出國家衛生保健體系中的一部份，它

是主要的功能，亦是最重要的焦點，更是社區中社會經濟發展的全部。初級衛生保健是接觸到個人、家庭以及社區的第一線，與國家健康體系一起竭盡所能地縮短衛生保健和人們工作和生活場域間的距離，同時更是構成衛生保健流程中的首要元素。

VII.　初級衛生保健：

- 能反映出國家社會的經濟狀況以及社會文化與政治的特色，且初級衛生保健也是由此進化而來，並且套用了社會、生物醫學以及健康服務研究的相關成果，以及公共衛生經驗。

- 著眼於社區主要的健康問題，並據此提供增進的、預防性的、治療性以及復健性質的健康服務。

- 至少包括：現有健康問題的教育、預防與防治這些問題的方法、食物供應與提倡營養、供水系統與基礎下水道的合理建置、囊括家庭計畫與預防接種的母嬰健康照護、當地流行病的防治、常見疾病與外傷的治療與基本藥物的供應。

- 除了健康部門以外，所有國家與社區發展相關的部門和觀點，特別像是農業、畜牧業、食品、教育、建築、公共建設工程、通訊等部門都應當涵蓋在其中，且需要努力協調並整合這些部門。

- 要求並且增進社區與個人最大化其自給自足的能力，透過適當的教育，讓社區有參與初級衛生保健的規劃、組織、執行以及監測等工作的能力，使得在地、國家或其它的資源能活獲得最充分的運用。

- 必需有相互整合、具有功能以及能互相支援的轉介系統方能繼續維持下去，讓衛生保健能夠逐漸廣泛地為所有人所使用，並且能夠優先考慮到那些最有需要的人們。

- 無論是在地或轉介的層級，都需要倚賴健康從業人員，包括醫師、護理人員、助產士、醫療助手、合適的社區工作者、傳統醫療工作者共同加入，在接受社會學和技術上的訓練後，能以醫療團隊的形式一起工作，以及回應社區的需求。

VIII. 所有政府都應該制定出國家政策、策略以及行動計畫，讓初級衛生保健能持續成為完整國家健康體系中的一環，並且能夠跟其它部門彼此合作。基於這個目的，需要有政治上的決心來動員國家資源，並且能理性地運用外部資源。

IX. 不管由哪個國家達到全民均健的目標，都會直接影響到其它的國家且使其因此受益，因此所有的國家都應該抱持合作的精神相互服務，以確保國家能提供初級衛生保健給所有人。由 WHO 和 UNICEF 共同出版的初級衛生保健報告書，構成了未來發展以及初級衛生保健在全球實行時的基石。

X. 透過更完善以及更恰當地運用世界資源，將可讓全球人民在西元2000年左右全都達到一定程度的健康水準，這些資源中有很大部份目前正花費在窮兵黷武上。獨立、和平、緩和國際情勢以及裁減軍備等政策可以也應該釋出額外的資源，這些資源將可被用於達成和平的目標，以及加速社會經濟的發展，而初級衛生保健身為其中基本的一環，應當獲得一定比例的資源。初級衛生保健國際大會呼籲各國以及國際間趕緊拿出有效的行動，按照技術合作的精神以及國際經濟的新秩序，在全球，特別是發展中國家發展並實行初級衛生保健。本研討會敦促政府、WHO、UNICEF、其它國際組織、多邊與雙邊機構、非政府組織、資金單位、健康從業人員還有全世界，一同支持各國與國際投入初級衛生保健，並且特別加強在發展中國家技術和財務上的支援。本研討會呼籲上述所有單位彼此合作，遵循本宣言的精神和內容，採行、發展並且維繫初級衛生保健。

來源：WHO, *Declaration of Alma-Ata*, International Conference on Primary Health Care, Alma-Ata, USSR, 6-12 September 1978, www.who.int /hpr/NPH/docs/declaration_almaata.pdf

值得一提的是，初級衛生保健運動奠定於一個明確的基礎上，也就是因為認識到健康是一項人權，因而承諾透過提供醫療服務來達到社會公平。由於功利主義（認為讓所有人都可獲得健康照護是保障公共衛生最好的方法）和人道主義（認為健康是基本人權）兩者都承認健康的平等性（equality in health）是一個基礎的根本或凌駕一切的目標，因此重心在為所有人提供健康照護的初級衛生保健無疑是達成這項目標的最佳策略，因為它並非基於所謂應得的權利（entitlement），而是基於基本需要。

在研討會後，有關初級衛生保健的批評隨之而起，部分是集中在對其所立基的概念與價值上。健康從業人員所抱持的保守態度使得他們認為初級衛生保健對解決健康問題而言，是一種愚蠢又不科學的方法。其它批評者考量到初級衛生保健的可行性。有些人則譴責這項運動在政治上未免過於天真，也懷疑社區是否擁有革新行動的潛力。亦有部分人士質疑，在中低所得國家資源匱乏的狀況下，全面推行初級衛生保健的目標未免太過野心勃勃，需要付出的代價也太高了。的確，新自由主義的財政政策使得用於健康的公共支出更加緊縮，在這種情況下，反對者質疑發展中世界的貧窮國家怎麼有辦法負擔得起全民均健的支出呢？從主要捐贈國的角度來說，隨著本身的預算緊縮，初級衛生保健就像是健康部門援助的無底深淵一樣[12]。但也許初級衛生保健最受人質疑的地方，就是實際執行前所需的策略思維了，假設資源有限、無法一時間做到所有事情，又是哪種初級保健服務應優先被放在整體策略中呢？

洛克斐勒基金會在 1979 年於義大利的 Bellagio 召開一個名為「健康與人口發展」的研討會，當時所討論的內容後來也由時任紐約大學助理教授 Julia Walsh 以及洛克斐勒基金會健康科學部門主管 Kenneth Warren 發表成一篇重要的文獻[13]。在 Walsh 和 Warren 讚揚《阿拉木圖宣言》目標是「完美的」同時，他們也提出了有必

---

[12] Kelley Lee, "The Pit and the Pendulum : Can Globalization Take Health Governance Forward?," *Development* 47, no.2 (June 2004): 11-17.

[13] J.A. Walsh and K.S. Warren, "Selective Primary Health Care: An Interim Strategy for Disease Control in Developing Countries," *New England Journal of Medicine* 301, no.18 (1 November 1979): 967-74.

要擬定「中程策略」，也就是以疾病的盛行率、罹病率、死亡率以及可行性（亦即效能或成本效果）為基礎，針對特定疾病進行預防與治療上的介入，這項策略後來變成所謂的「選擇性初級衛生保健」（selective primary health care），並且隨後被運用以下在 UNICEF 四個垂直計畫中，分別是成長監測（Growth Monitoring）、口服葡萄糖電解質液療法（Oral Rehydration Therapy；ORT）、母乳哺育（Breastfeeding）以及預防接種計畫（Immunization）；之後家庭計畫（Family Planning）、婦女教育（Female Education）以及飲食補充（Food Supplementation）等三個計畫也被加進來，連同前面四個計畫的字首，就變成有名的 GOBI-FFF。UNICEF 的執行長 James Grant 把這個策略當成揭示「孩童革命」的平台。因為受到小兒麻痺疫苗發明者 Jonas Salk 以及世界銀行總裁 Robert McNamara 的激勵，Grant 贊成強化 UNICEF 和洛克斐勒基金會以及 UNAIDS（請見第三章）等捐贈單位間的合作，加速推動 WHO 擴大免疫行動規劃。到了 1990 年代，預防接種率已經達到 80％左右，許多中低所得國家的孩童死亡率也已經減半。Marcos Cueto 描述了哥倫比亞的例子，1975 年該國 DPT 疫苗（白喉、百日咳、破傷風）的孩童接種率只有 9％，但是到 1990 年時已提高到 87％[14]。

　　儘管成就斐然，Warren 和 Walsh 提出運用成本低廉技術來對抗中低所得國家主要疾病的策略，如 Lesley Magnussen 等人所形容，引發了一場「長達二十年的徹底辯論」[15]。Warren 和 Walsh 的文章在發表後隨即收到了一大堆駁斥其論點的來函[16]，而他們所引

---

[14] Marcos Cueto, "The Origin of Primary Health Care and Selective Primary Health Care."

[15] Lesley Magnussen, John Ehiri and Pauline Jolly, "Comprehensive versus Selective Primary Health Care:Lessons for Global Health Policy," *Health Affairs* 23, no.3 (May/June 2004): 167-76.

[16] Kenneth S. Warren, "The Start of a Global Health Strategy," *Current Contents*

發有關選擇性或全面性初級衛生保健的爭論甚至延續至今。全民均健的支持者抱怨大家沒有給予全面性初級衛生保健足夠的時間來達成成效，他們舉出了 1980 年代成功的例子，如莫三比克、古巴、尼加拉瓜等國，就是靠著拓展初級衛生保健才成功提升其人口健康指數的[17]。針對全面性初級衛生保健沒有明確目標的指控，WHO 的回應方式是出版大量的報告[18]，提供重要的指標數據作為反駁，然而，WHO 在報告中卻刻意避談他們跟 UNICEF 間日趨緊張的關係。一手打造 WHO 全面性初級衛生保健計畫的 Kenneth Newell 形容選擇性的初級衛生保健是一種「威脅」以及「反變革」[19]。其它人則質疑選擇性的初級衛生保健採用以技術為本位的途徑將走回生物醫學方式的回頭路，分散掉對各種健康決定因素的關注。其中一個著名的例子就是 UNICEF 大力推行的 ORT，這個計畫的目的是為了降低孩童腸胃道疾病的死亡，因為 ORT 的緣故有許多產品紛紛上市，而使用者必須詳細閱讀並且遵照產品說明，如果使用這些產品的時候，沒有同時補充足夠的水分，將可能導致脫水現象、增加死亡的風險，問題在於腸胃道疾病的死者大多屬於貧窮且教育水準低的族群，因此 ORT 對他們來說可能太過昂貴且容易被誤用；尤有甚者，ORT 需要有乾淨的飲用水，但這對許多沒有大規模投入改善供水和下水道的國家來說，根本就是天方夜譚。《草根良醫》（*Where There is No Doctor*）的作者 David Werner[20]觀察到

(Institute for Scientific Information),(13 December 1993): 11.www.garfield. library.upenn.edu/classics1993/A1993MH50900004.pdf

[17] Magnussen, *et al*, "Comprehensive versus Selective Primary Health Care: Lessons for Global Health Policy."

[18] WHO, *Indicators for Monitoring Progress Towards Health for All by the Year 2000, Primary Health: A First Assessment*, Geneva, 1981.

[19] Kenneth Newell, "Selective Primary Health Care: The Counter Revolution," *Social Science and Medicine* 26, no. 9 (1988): 903-6.

[20] David Werner, *Where There is No Doctor* (Berkeley: Hesperian Foundation, 1983).

UNICEF 之所以會突然轉向選擇性的初級衛生保健，其實是向美國政府的壓力屈服，因為美國政府認為全民均健和初級衛生保健「過於政治化」[21]而主張放棄。他寫道：「國際社會處理健康決定因素的失敗之舉，不僅沒有改善孩童健康，還使得發展中世界因營養不良死亡的孩童人數在 1991 到 1996 年間大幅上升，以及讓霍亂、肺結核、鼠疫等惡疾的疫情再度復甦」[22]。

對很多人來說，Grant 喜歡對外宣傳的偏好像多少帶著炫耀的意味，因此 UNICEF 常被認為是在自我吹噓，其實不過就是在眾多中低所得國家的健康需求中，選擇性地挑出簡單的任務來進行，他們會優先選擇那些可以輕易聚集鎂光燈的方案，卻鮮少考慮資源分配的合理性。Grant 透過聘用高知名度的活動大使、每年販售聖誕卡片等，既圓滑又能跟媒體保持良好關係的方式，為 UNICEF 掙得不少聲望。1989 年，《兒童權利公約》（Convention on Rights of the Child）的通過，接著聲勢更浩大的則是在 1990 年舉行全球兒童高峰會，共有 71 國元首、來自 159 個國家的代表一同與會。在公共衛生的社群中，有不少人因為 UNICEF 的選擇性策略而感到挫折，這等於是把發展中世界各年齡層裡頭難解又複雜的健康問題都丟給 WHO 處理[23]。EPI 和 CVI 間越演越烈的對抗（請見第三章）也蔓延到其它部分。在選擇性的初級衛生保健和全面性的初級衛生保健的戰爭中，WHO 內部的缺點也變得清晰可見，在比較 WHO 跟 UNICEF 時，發展中國家間廣為流傳的說法正好下了一個很好

---

[21] David Werner, "Elusive Promise, Whatever Happened to 'Health for All?'" *New Internationalist* 331 (January/February 2001), www.newint.org/issue331/elusive.htm

[22] Ibid.

[23] Susan Rifkin and Gill Walt, "Why Health Improves: Defining the Issues Concerning 'Comprehensive Primary Health Care' and 'Selective Primary Health Care'," *Social Science and Medicine* 23, no. 6 (1986): 559-66.

的註解：「WHO 什麼都懂，卻什麼都沒作；UNICEF 什麼都不懂，卻什麼都作了」。唯一值得安慰的是，所幸還有更慘的 UNDP 當墊底，因為他們「什麼都不懂，也什麼都沒作」。

　　世界銀行在健康發展的優勢也突顯出 WHO 在實行初級衛生保健上所面臨的挫折，這一部分在第五章將有清楚的描述。世界銀行和國際貨幣基金在結構調整方案（Structural adjustment programs；SAPs）中引入許多條件限制，要求許多中低所得國家採行財政緊縮策略，其中也包括裁減健康方面的公共支出。借貸國也必須採行以新自由主義為基礎的健康部門改革（比如成本回收、民營化），然而，這項改革背後的基本精神卻跟全民均健所倡導的平等價值相互牴觸。[24]在 1990 年代，資源配置的考量仍著重在疾病負擔以及介入方案的成本效果分析，目標是找出資源匱乏的政府應該提供的「基本組合包裝」為何[25]。這種方式很明顯是延伸自 Walsh 和 Warren 所倡導的選擇性初級衛生保健。

　　隨著中嶋宏在 1988 年被選為 WHO 總幹事（Box 4.3），即 Cueto 描述的「初級衛生保健第一階段的終點」[26]。約莫在 1990 年代初期，在 2000 年要達成全民均健的前景看起來實在是一片黯淡，不僅是原本預期的健康發展革命根本沒有發生，且其基本精神跟強調務實的新自由主義間的不協調，也逐漸在許多包括世界銀行、IMF 與許多雙邊或多邊的國際組織間蔓延開來。透過民營化、法規鬆綁以及其它向市場靠攏的政策來縮減健康部門的規模，儼然已蔚為當時的主流。對健康部門而言，這意味著將在政策上尋求額外的財源（包括

---

[24] David de Ferranti, *Financing Health Services in Developing Countries* (Washington, D.C.: World Bank, 1983).

[25] World Bank, *World Development Report: Investing in Health* (Washington, D.C.: International Bank for Reconstruction and Development, 1993).

[26] Marcos Cueto, "The Origins of Primary Health Care and Selective Primary Health Care."

成本回收、民營化或社會保險架構）、不論公家或私人都可提供衛生保健、透過市場誘因以提升健康部門績效、找出並且優先選擇具成本效率的方案等。因為健康部門改革的潮流風靡了全世界，讓中低所得國家也不得不把自己國家的健康體系改造得比以前還貧困跟簡陋[27]。

Box 4.3　中嶋宏

中嶋宏在 1928 年 5 月 16 日生於日本千葉縣，在東京醫科大學取得醫學學位後，他專注於藥理學方面研究，曾有十年的時間跟精神科醫師 Jean Thullier 一起在法國從事精神藥理學研究，隨後在 1974 年加入 WHO 的藥物評估與監測計畫擔任科學家。1976 年成為藥品政策與管理單位的主管，並且在基本藥物的發展上扮演了重要的角色。1978 年被選為 WHO 西太平洋區域辦事處的執行長，在連任一次後，1988 年成為 WHO 總幹事，並且在 1993 年又再度連任，每任五年。

中嶋宏在位的期間可說是風波不斷，作為富有魅力的 Mahler 繼任者，中嶋宏本身因為缺乏個人丰采與語言能力，使得外界擔心他不具領導大型國際組織的才能，在記者會上的脫軌演出以及處理印度 Surat 省鼠疫疫情時的不當，似也印證了這些質疑。跟 WHO 重要官員之間的衝突更是雪上加霜，最著名的例子就是他跟愛滋病全球計畫主管 Jonathan Mann 的衝突，使得 Mann 在 1990 年跟 WHO 分道揚鑣。中嶋宏之所以能在 1993 年的選舉中再度獲勝，主要是來自於亞洲和發展中國家的支持，但這也更一步激化了衝突。歐洲政府指控他是靠著綁標圍標才讓自己進入候選名單的，有些發展中國家還控訴他們受到日本官方的威脅，如果不支持來自東京的候選人，將可能衝擊到日本對該國的援助和貿易。

在中嶋宏的第二任任期內，WHO 備受來自美國、歐洲以及非洲各國的批評，隨著美國對聯合國體系的不滿越演越烈，老布希跟柯林頓政府指責中嶋宏

---

[27] Kelley Lee and Hilary Goodman, "Global Policy Networks:The Propagation of Health Care Financing Reforms from the 1980s," in Kelley Lee, Kent Buse and Suzanne Fustukian eds., *Health Policy in a Globalising World* (Cambridge: Cambridge University Press, 2002): 97-119.

不願裁減預算，也不願更有效率地運用 WHO 的資源來處理肺結核、愛滋病、母嬰健康、抗生素抗藥性以及根除小兒麻痺等新的健康挑戰，因為中嶋宏主張不要打亂發展已久的計畫、醫療生態以及每個國家或地區的優先次序。這段期間可以觀察到主要捐助國紛紛成立新的全球健康計畫，使得 WHO 變得更加邊緣化。中嶋宏跟非洲國家也相處不睦，據說是因為他在人事案上質疑非洲國家候選人的應聘資格，使得他跟非洲國家間的關係從原本的友好轉變為漸行漸遠。

　　1997 年中嶋宏宣布，為了 WHO 的利益著想，他將不再第三次角逐總幹事。隨後的這場選舉的過程比以往都來得公開透明，而這也是 WHO 成立五十年以來首次有超過 40 位候選人參與角逐，展現出會員國希望能重新檢視 WHO 內部治理模式的決心。

資料來源：Barbara Crossette, "U.N. Health Official, Opposed by U.S., Won't Seek Re-election," *New York Times*, 1 May 1997;　Fion Godlee, "Who should be the next head of the WHO?" *BMJ* 316（3 January 1998）: 4-5

　　WHO 原本是最可能發聲反對新自由經濟主義的機構，卻因為內部的問題而備受阻礙，所謂內部問題主要就是Mahler去職後的WHO領導功能弱化。就如第五章描述的，正當整個世界都在高唱「損益盈虧」、「物有所值」的時候，世界銀行等國際組織挾著龐大的資金（還有政治）力量以及越來越多的全球健康計畫出現，逐漸掩蓋掉WHO 的光芒。在中嶋宏的時代，WHO 試圖重振全民均健的目標，在時程的措辭則改成比較保守的「全民均健於 21 世紀」（Health for All in the 21st Century），不過一開始也在 WHO 內部引發激烈爭執。1996 年，來自南非醫學研究委員會的 Derek Yach 銜命負責重振全民均健的目標，但很快他就在中嶋宏面前失寵，辦公室從原本鄰近總幹事辦公室的位置，突然間就被發配到日內瓦總部的邊疆地帶。

　　以美國政府為首的捐贈者主張將資源挹注在個別的疾病上，中嶋宏重振全民均健的努力跟他們所強調的優先次序剛好背道而馳。在整個 1970 到 80 年代，肺結核每年奪走發展中國家上百萬條的性命，但國際上對抗這個疾病的心力卻明顯被其它更優先的方案給瓜分掉，直到疫情在工業化國家再度蔓延，加上多重抗藥性肺結核以及該疾病跟 HIV/AIDS 的高關聯性，才使得肺結核再次受到重視。WHO 在 1993 年宣布肺結核是一個「全球緊急狀況」，在接下來的十年間，捐贈國贊助了幾個新的方案，包括中止肺結核伙伴關係（Stop TB Partnership）、對抗肺結核聯盟（TB Alliance）以及全球基金等等，WHO 也參與了其中幾個方案。與此同時，對抗 HIV/AIDS、瘧疾以及其它疾病的類似計畫也在捐贈國贊助下同步開展。

　　從 1998 年的 WHO 領導權更迭可以看出這個組織將開始重拾以往的風采，新任總幹事 Brundtland 企圖像前輩 Mahler 一樣，重新擔任國際衛生界中的倫理和道德領袖。她把 WHO 視為「世界健康的良心」，並拔擢 Yach 重回高級管理階層，同時呼籲 WHO 上下基於人權、平等、種族以及性別等觀點，支持「普世全民均健的價值體系」（Universal Health for All Value System）。她的想法跟立場得到公民社會組織的支持，他們希望藉此讓 WHO 可以跟世界銀行相抗衡。舉例來說，來自人民健康大會（People's Health Assembly）的 Zafrullah Chowdhury 以及 Michael Rowson 就在《英國醫學期刊》投書呼籲 WHO 應當「再次捍衛基本精神」，以及「成為這紛亂時代中希望的燈塔」[28]。Brundtland 對此的回應則是承諾 WHO 將「為世界上 30 億的貧窮人口投入更多資源來改善他們的健康」[29]。對全民均健的目標來說，如何能讓所立基的人權與社會正義等基本價值，與當時最強勢的新自由主義經濟和疾病計畫相調和，仍舊是

---

[28] Zafrullah Chowdhury and Michael Rowson, "The People's Health Assembly, Revitalising the Promise of 'Health for All," *BMJ* 321, no.7273,(2 December 2000)；1361-62.

[29] Gro Harlem Brundtland, "Letter: The People's Health Assembly," *BMJ* 323, no. 7304(14 July 2001):109.

一項艱鉅的挑戰[30]。在 Brundtland 離開 WHO 之後，公民社會組織仍持續呼籲 WHO 應該透過捍衛這些價值來重申其領導者的地位。證據顯示自 1980 年代起，各國國內和國際間健康不平等的情形變得日益嚴重，這也形成對新自由主義政策的一大挑戰。William Foege 以「驚人的成就、驚人的不平等」來總結 20 世紀的公共衛生狀況，到了 20 世紀中期，發展中國家的平均預期壽命從 40 歲提高到 65 歲，嬰兒死亡率也從每千名活產嬰中有 123 人死亡降到只剩 60 人，在這樣的基礎上，Foege 的結論是：「有效地組織國際衛生計畫已然不是個問題」[31]。然而，從各種驚人的數據資料中卻也赤裸裸地呈現出不平等的現象，舉例來說，HIV/AIDS 在非洲各國肆虐帶來的猛烈衝擊，使得這些國家的平均預期壽命因而降低：

> 隨著各大洲之間的國民生產毛額越來越不平等，彼此之間死亡率不平等的情形也馬上隨之惡化。這種關聯性可以反映出 HIV/AIDS 對非洲帶來的劇烈衝擊。AIDS 是一種貧窮病，而全球財富不均等更加重了 AIDS 對非洲的衝擊……[32]

無獨有偶，Jennifer Prah Ruger 和 H.J.Kim 也做出相似的結論：「兒童跟成人死亡率不均等的情形是嚴重且不斷在惡化，而這也跟經濟、社會、健康等各種因素相關。全球應努力來處理這個問題，特別應關注那些狀況最嚴重的國家與地理分布，並採行多元發展的

---

[30] Caroline Thomas and Martin Weber, "The Politics of Global Health Governance: Whatever Happened to 'Health for All by the Year 2000'?," *Global Governance* 10, no. 2(April/June 2004):187-205.

[31] William Foege, "Global Public Health: targeting inequities," *JAMA* 279, no.24 (24 June 1998): 1931-32.

[32] Danny Dorling, Mary Shaw and George Davey Smith, "Global Inequality of Life Expectancy due to AIDS," *BMJ* 332, 7542 (18 March 2006)：662-64.

措施」[33]。然而，對於究竟是全面性初級衛生保健和選擇性初級衛生保健何者才是改善健康不平等的最佳途徑，國際間爭論至今仍未有定論。專注於疾病本身的計畫仍舊是 WHO 的主力，如同 Magnussen 等人所下的結論：

> 花了那麼多年時光投注在垂直介入方式後，傳染病卻依然是發展中國家最主要的挑戰，對於健康和社會經濟發展間的相互關係，選擇性模式並未作出適當的回應，因此亟需重新思考全球的健康政策[34]。

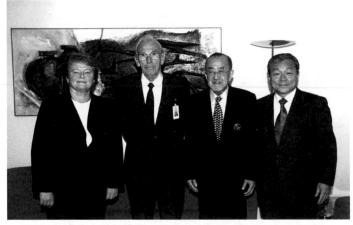

圖 4.1　三位前任 WHO 總幹事（由左至右）：Brundtland、Mahler、中嶋宏，接下來是時任總幹事的李鍾郁，共同攝於 2003 年的《阿拉木圖宣言》25 週年紀念。

來源：www.who.int/dg/lee/almaata_celebration/en/index.html。

---

[33] Jennifer Prah Ruger and H.J. Kim, "Global Health Inequalities: An International Comparison," *Journal of Epidemiology and Community Health 60* (2006): 928-36.

[34] Lesley Magnussen, John Ehiri and Pauline Jolly, |Comprehensive Versus Selective Primary Health Care: Lessons for Global Health Policy," *Health Affairs* 23, no.3 (May/June 2004): 167-76.

與大企業交手：
強化對全球藥品、嬰兒奶粉與菸草的規範

　　除了推行初級衛生保健策略以達成全民均健的目標外，WHO
還注意到其它影響健康的決定因素，也因此投入了不少努力在健康
相關產品上。在 1970 年代，這些健康相關產品的取得管道被認為
可以增進或危害健康。舉例來說，合理使用藥物包括藥物的效能、
使用方式是否正確、品質以及能否負擔得起。健康的嬰兒餵食方式
除了受到父母的影響外，也和製造商對於母乳替代品的行銷方式是
否恰當有關。吸菸導致相關疾病的死亡率和罹病率取決於個人吸菸
與否的決定，但同時也受菸草製品供給和行銷的影響。1970 年代
以前，這當中的每一個產業－藥品、食品以及菸草，在法規上都顯
現了他們強大的經濟影響力，而 WHO 能著力的地方卻相當有限，
直到 1970 年代，傳統的健康促進原本只著重在這些產品的需求
面，以及透過如健康教育和提供大眾資訊等方式來改變個人行為，
但也因為 WHO 開始注意到規範這些產品的供給，而把 WHO 帶進
一個陌生的新領域，更與強勢的經濟和政治利益產生正面的衝突。

國際母乳替代品銷售守則
（International Code of Marketing of Breast-milk Substitutes）

　　在 1960 年代晚期，隨著高所得國家孩童乳品銷售額的下降，
食品產業開始積極在中低所得國家推銷他們的產品。1968 年
Derrick Jelliffe 創造出一個新名詞「商業遺傳性營養不良」
（commerciogenic malnutrition）來形容這項「嬰兒餵食革命」所帶
來的健康衝擊[35]。因為缺乏衛生條件、成本昂貴以及品質比母乳來

---

[35] Edward Baer as quoted in Kathryn Sikkink, "Codes of Conduct for Transnational Corporations:The Case of the WHO/UNICEF Code," *International Organization* 40, no.4 (Autumn 1986): 815-40.

得差的緣故，發展中國家大量使用人造乳品的結果就是使得嬰兒
罹病率和死亡率不斷攀升。越來越多的數據警告（大多來自公民
社會組織），大量的嬰兒死亡可能可歸因於母乳替代品的銷售。舉
例來說，在智利出生後三個月內採用牛奶餵食的嬰兒，新生兒後
期的死亡率明顯比同時期接受母乳哺育的嬰兒來得高（相對危險
性 RR 約為 3）[36]。1974 年「打擊貧困組織」（War on Want）出版
了《嬰兒殺手》（*The Baby Killer*）一書，報告第三世界中嬰兒營養
不良以及提倡人造乳品的情形，來自瑞士的非政府組織「伯恩第
三世界行動團體」（Bern Third World Action Group；AgDW）將該
書書名翻成《雀巢殺了嬰兒》（*Nestlé Kills Babies*），隨後就遭雀巢
公司以毀謗罪提出告訴，這場訴訟案催化了由公民社會組織領導
的對抗雀巢及其它食品公司之行動，並訴求針對食品產業進行國
際規範。

　　WHO 在這場行動初期所扮演的角色是在 1974 年的第 27 屆
WHA 中做出決議，檢視嬰兒乳品製造商的行銷活動，並透過廣告
規範和立法來加以矯正[37]。正當這場由公民社會組織所領軍、杯葛
雀巢的倡議正如火如荼進行的同時，一場由 WHO 和 UNICEF 共同
主辦，名為「嬰兒和幼兒餵食」（Infant and Early Child Feeding）的
會議在 1979 年召開，建議「針對嬰兒食品以及像是母乳替代品等
相關產品，應有一個國際行銷規範」。來自各國政府、公民社會組
織和超過 150 位的代表在會中亦通過一連串的建議，支持並推廣母
乳哺育。食品業選擇性地刻意忽視大部分的建議，讓當時 WHO 總

---

[36] S.J. Pland and M.L. Milanesi, "Infant Feeding and Infant Motality in Rural Chile," *Bulletin of the World Health Org* 48, no.2 (February 1973): 203-220.:

[37] WHO, Resolutions WHA 27.43 and WHA 31.47 in *Handbook of Resolutions and Decisions of the WHA and the Executive board, Vol II, 4th edition* (Geneva 1981): 58 and 62.

幹事 Mahler 說了重話：「不允許產業界依然故我，並且還聲稱他們已得到我們的允許」[38]。

　　1980 年 5 月召開的第 33 屆 WHA 要求總幹事「跟會員國以及相關團體密切商議」後草擬一份守則[39]。到了 1981 年 WHA 召開的時候，會中就該份守則所產生的激烈辯論被形容是「國際衛生史上最具戲劇性的一刻」[40]。食品業帶著強烈的憤怒進行施壓，希望該守則不要被通過，會中雀巢公司委任的律師竟然有一度是坐在瓜地馬拉的代表席上，直到 WHO 秘書處質疑他的身分後才離開。即使面對產業界的強烈反對，1981 年 5 月 21 號 WHA 仍以 118 票贊成、1 票反對、3 票棄權的票數（美國是唯一投反對票的國家）通過《國際母乳替代品銷售守則》，守則的序言中提到「母乳替代品需要以特別的方式來行銷，也就是說，一般產品的行銷手法於此並不適用」。這份守則的目的是「以適當的資訊為基礎，透過正確的行銷與銷售方式，來保障並推行母乳哺育，而當有需要的時候也能正確地使用母乳替代品，進而提供嬰兒安全且適當的營養」。這份守則並未禁用母乳替代品，也沒有試圖阻止母親使用這些產品，如果執行得當，此守則將保障每個家庭（無論採用母乳哺育與否）以及衛生工作者免受那些違反倫理的行銷荼毒。自此，WHA 通過決議要「釐清且加強」這項守則中某些條款的內容，特別是第二條（規模）和第六條（健康體系），有關母乳替代品免費或低價供應的部份。

---

[38] Quoted in Edward Baer and Leah Margulies, "Infant and Young Child Feeding: An Analysis of the WHO/UNICEF Meeting," *Studies in Family Planning* 11, no.2(February 1980): 72-75.

[39] WHO, *International Code of Marketing of Breast-Milk Substitutes* (Geneva: World Health Organization, 1981).

[40] Edward Baer, "An Update on the Infant Formula Controversy," *Studies in Family Planning* 14, no.4 (April 1983): 119-22.

　　整體而言，這份守則可說是聯合國體系內史無前例的創舉，因為這是第一次由組織的會員國以票決來管控跨國企業的活動，或許更重要的是，WHO 和 UNICEF 這兩個指標性機構這次終於能以他們保障和增進公共衛生的使命來規範產業界的行為。然而，美國政府與企業界卻因此對 WHO 發出強烈的批評，也使得 WHO 當時正大力推行的基本藥物示範目錄（Model List of Essential Drugs，請參見本章下一段）面臨到巨大的壓力。有些人認為 WHO 跟聯合國貿易與發展會議（UN Conference on Trade and Development；UNCTAD）還有 UNESCO 等聯合國機構一樣，屈服於「政治化」之下[41]，但對支持者而言，這個例子卻是處理各種健康決定因素的重要里程碑。

基本藥物示範目錄（Model List of Essential Drugs）

　　WHO 在 1977 年開始採用基本藥物示範目錄，這份目錄裡頭包含了 208 種安全且能有效治療各種主要傳染性與非傳染性疾病的藥物。所謂「基本藥物」的定義是「滿足人們衛生保健優先需求的醫藥」，而這些藥物的選擇依據則是考量到疾病盛行率、效能與安全性的實證以及成本效果的比較。會員國的挑戰在於要確保示範目錄裡頭的藥物是「在醫療體系運作中，能隨時維持在一定數量、有適當的劑量形式、具備品質保障，且在價錢上又能讓個人和社群都負擔得起」[42]。

　　原則上，這份示範目錄的形成和維持被視為是一項屬於高技術範疇，也較少爭議的工作。自 1897 年盤尼西林這個史上第一個合

---

[41] C. Jayaraj, "Why the US is Hostile Towards the UN System," *Social Scientist*, 12, no.5 (May 1984): 53-63.

[42] WHO, *The Selection of Essential Drugs: Report of a WHO Expert Committee*, Technical Report Series WHO No. 615 (Geneva: WHO, 1977).

成藥物問市起，數以千計的新藥也紛紛出現，不管是在哪個國家，胡亂使用藥物或許是因品質管控不佳、處方不當以及經濟成本等問題而起，某些國家的臨床醫師可能面對琳瑯滿目的各種藥物，但卻無從得知這些藥物的效能、安全性以及成本效果等資訊，這樣的問題在發展中國家更為明顯，因為這些國家在藥品供給和使用上的管理機制，不是很脆弱不然就根本不存在。不僅如此，藥品支出佔了中低所得國家有限醫療資源中的絕大部分，大約有 25％～66％左右的健康支出（公私部門合計）都花在藥品上。因此，如何合理地使用這些藥物也就變得極為關鍵。[43]

　　雖然這份示範目錄有其必要性，但在剛開始發展與進行後續管理的時候，實際上仍面臨許多政治的阻礙。1975 年，WHO 總幹事 Mahler 首次在當年度的 WHA 上提出發展中國家藥物使用不當的問題，當時他把重點放在這些藥物所帶來的副作用、違反倫理的行銷方式以及跨國藥廠強大的影響力。對製藥業而言，發展中國家提供他們一個高速成長的市場，比方來說，泰國或孟加拉等國的衛生預算中，有越來越高的比例都是花費在藥品採購上，這為藥廠帶來極為可觀的收益。此外，許多進口藥品的價格都非常昂貴，窮人根本無力負擔，而欠缺公平客觀的資訊以及法律規範不當等問題，也導致這種情形更加惡化。Masuma Mamdami 曾寫道：「這些藥品生動地擘畫出 1970 年代第三世界資源被嚴重浪費的情形」[44]。為了解決這項問題，WHA 要求秘書處草擬出「基本藥物」的示範目錄。

　　1977 年，WHO 完成了第一版的「基本藥品示範目錄」（Model List of Essential Drugs），隨後被更名為「基本藥物示範目錄」（Model

---

[43] Ibid.

[44] Masuma Mamdami, "Early Initiatives in Essential Drugs Policy," in Najmi Kanji, Anita Hardon, Jan W. Harnmeijer, Masuma Mamdami and Gill Walt, eds, *Drugs Policy in Developing Countries* (London:Zed Books, 1992): 1-23.

List of Essential Medicines），自此之後每兩年修改一次內容。WHO 鼓勵會員國踴躍採用這份示範目錄，並據此發展出專屬自身的版本。在此之前，只有極少數中低所得國家（秘魯、斯里蘭卡、坦尚尼亞）擁有自己的藥品示範目錄；即便在全世界，擁有這種示範目錄的國家也僅僅為 12 國而已[45]。1978 年 WHA 通過敦促會員國發展各自的基本藥物示範目錄以及適當的採購系統，更重要的是，《阿拉木圖宣言》亦宣示了「供應基本藥物」乃初級衛生保健的八大基柱之一。

　　儘管 WHO 基本藥物行動規畫（Action Programme on Essential Drugs；APED）的首位主管形容這是一項「國際公共衛生界的寧靜革命」[46]，但這項行動還是馬上遭到藥廠和以美國為首的主要會員國強烈抨擊。藥品是否被納入示範目錄十分明顯地將直接影響到廠商的財務收益，因此他們極力反對把某些有利可圖的藥物排除在示範目錄外[47]。這些藥廠以經濟考量為由而竭力抵抗，他們認為這份示範目錄應只適用於發展中國家的公部門，如果連私部門或高所得國家都採用的話，將使得醫療照護的品質大打折扣[48]。當時世界排名前 18 大的藥廠中，有 11 家的總部設在美國，因此這些藥廠的立

---

[45] Jonathan Quick, Hans Hogerzeil, German Velasquez and Lembit Rago, "Twenty-five Years of essential Medicines," *Bulletin of the World Health Organization* 80, no.11 (November 2002): 913-14.

[46] As quoted in Richard Laing, Brenda Waning, Andy Gray, Nathan Ford and Ellen't Hoen, "25 Years of the WHO Essential Medicines Lists: Progress and Challenges," *Lancet* 361, no. 9370(17 May 2003): 1726-27.

[47] Sjaak van der Geest, "Anthropology and the Pharmaceutical Nexus," *Anthropological Quarterly* 79, no.2 (2006): 303-14；Mia Lydecker, Milton Silverman and Philip Randolph Lee, Bad Medicine:The Prescription Drug Industry in the Third World (Stanford:Stanford University Press, 1991), 48.

[48] Laing, *et al*, "25 Years of the WHO Essential Medicine Lists: Progress and Challenges."

場深得美國政府所支持[49]。為了對 WHO 施壓，美國政府成功迫使 WHO 正常預算一度在 1982 年被凍結，到了 1985 年，美國政府宣稱只願支付原有款項的五分之一給聯合國，並拒付任何一毛錢給 WHO，以表達他們對 WHO 基本藥物行動規劃的抗議。

即使面臨著這些反對聲浪，WHO 還是維持每兩年修改一次示範目錄的作法，由於抗生素、瘧疾、肺結核、愛滋病等抗藥性問題的日益嚴重，正確的處方將可避免抗藥性的發生。由此可知，這份示範目錄不僅只為發展中國家之所需，同樣地，高所得國家健康照護花費的不斷高漲，也突顯出在醫藥使用上，有必要考量成本及利用學名藥。時至今日，每 5 個國家中就有 4 個採行自己的示範目錄，不只如此，很多國家還同時擁有治療指針、處方集、學名藥資訊以及全球藥品不良反應的監測網絡。

縱使基本藥物的概念已深植在國際與各國的健康政策中，同時也已被視為是健康人權的一環，然而，發展中國家要如何取得這些醫藥仍是一大挑戰。自 1990 年代中期起，眾人關注的焦點轉移到兩個議題上，其一是按中低所得國家面臨的衛生情況來取得所需的醫藥。發展健康研究委員會（Commission on Health Research for Development）在 1990 年出版的報告指出，全球每年的健康研究經費，只有 10％是被拿來研究 90％人口所面臨的健康問題，這種顯著的不平衡就是有名的「10/90 落差」（10/90 Gap），顯現出藥廠對許多發展中國家所面臨的問題往往漠不關心，因為他們覺得投資發展中國家所需藥物的研發（R&D）能獲得的財務報酬有限。為消弭此一落差，一個名為全球健康研究論壇（Global Forum for Health Research）的獨立基金會在 1988 年成立，致力於改善健康研究的

---

[49] Fiona Godlee, "WHO in Retreat:Is it Losing its Influence?" *BMJ* 309 (6967): 1491-95 (3 December 1994).

優先順序。在 2003 年 7 個機構——Oswaldo Cruz 基金會（Oswaldo Cruz Foundation，巴西）、印度醫學研究委員會（Indian Council for Medical Research）、肯亞醫學研究院（Kenya Medical Research Institute）、馬來西亞衛生部（Malaysia Ministry of Health）、巴斯德研究所（Pasteur Institute，法國）、無疆界醫師組織（Médecins Sans Frontières；MSF），共同組成「被忽視疾病的藥物研發計畫」（Drugs for Neglected diseases Initiative；DNDI）；此外，UNDP/世界銀行/WHO 研究特別計畫以及 WHO 熱帶疾病研究與訓練特別行動規劃（WHO Special Programme for Research and Training in Tropical Diseases；TDR）也擔任了 DNDI 的常駐觀察員。DNDI 的工作是以非營利基礎來研發藥物，並特別著重三個被其它全球健康計畫所忽略的疾病，包括睡眠病（sleeping sickness）、查加斯氏症（Chagas Disease）以及利什曼原蟲病（Leishmaniasis）等。如同第五章所述，其它民間和官方共同合作的計畫也已經成立，以贊助特定疾病藥物之研發。

　　在暢通發展中國家基本藥物取得管道的過程中，所面臨的第二個困難是攸關藥價的智慧財產權問題。許多中低所得國家的政府與公民社會組織在參與這項行動的時候，大都把重點聚焦在經貿協定（特別是《TRIPS 協定》）可能會阻礙他們取得便宜的醫藥。2001 年，《TRIPS 協定與公共衛生宣言》（Declaration of TRIPS Agreement and Public Health），也就是大家常聽到的《杜哈宣言》（Doha Declaration）裡頭聲明：在某種程度上，世界貿易組織各會員國有權在保障公共衛生，特別是取得基本藥物的前提下詮釋並履行 TRIPS。儘管一開始廣受好評，但在《杜哈宣言》中關於藥品強制授權的解釋隨即讓各界感到錯愕不已。經過兩年的審慎商議後，WTO 在 2003 年發表針對該宣言第六段的解釋決議文，明確界定在何種情況下得允許各國運用強制授權從其它產地進口藥物。WTO 形容該決議文是「搬開進口低價藥物的最後一塊專利絆腳石」[50]。

　　儘管《杜哈宣言》和第六段決議文都已揭示出《TRIPS》協定的重要原則，同時也考量到在國際貿易法規下保障公共衛生，世界上仍有超過三分之一的人口缺乏取得基本藥物的管道，在亞洲或非洲，更有超過一半的人口面臨此一窘境；主要問題乃在於缺乏履行 TRIPS 時的靈活度，再加上健康資源明顯的不平等、世界經貿體系整體的不健全，以及單邊或雙邊的地區經貿協定（也就是所謂的「TRIPS-plus」或「WTO-plus」）的推行，都使得公共衛生的保障變得限制重重。在第五章將談到，WHO 基於以上兩點的考量，已試圖與經貿政策的社群建立更密切的合作關係。

　　除了前述被忽視疾病以及智慧財產權等問題導致基本藥物的取得管道受限外，直到今日 WHO 都還得面臨反對基本藥物示範目錄的聲浪。2001 年，WHO 出版了一份「以實證為基礎的事前資格審查系統」構想書，允許最迫切的藥物需求可以在國際層級就進行事前審查，如此一來，這些藥品就可以不用等到各國相關單位的批准通過後才能在國內使用（Box 4.4），HIV/AIDS 固定劑量合併用藥治療與學名藥的核准被列為最優先進行的項目。然而，美國衛生部卻反對這項提案，也呼應了產業界所聲稱的：審核流程不夠嚴謹[51]。美國政府不僅不允許美國藥物食品管理局（FDA）參與

[50] Vanessa Bradford Kerry and Kelley Lee, "TRIPS, the Doha Declaration and Paragraph 6 Decision: What are the Remaining Steps for Protecting Access to Medicines?" *Globalization and Health* 3, no.3 (2007): 1-12.

[51] William Steiger, *Comments on the Recommendations Contained in the WHO Discussion Document "Updating and Disseminating the World Health Organization Model List of Essential Drugs: the way forward,"* (Washington, D.C.: Department of Health and Human Services, 2001).

該項計畫，小布希政府還把原本贊助全球基金的資金轉為挹注給美國總統緊急愛滋病救濟計畫（PEFAR），理由是前者的計畫使用了學名藥，另一方面也是因為小布希政府偏好單邊而非多邊的合作關係。2005 年，基本藥物示範目錄的改版進度再次延宕，理由是小布希政府反對在示範目錄中納入兩種常用於人工流產的藥物（mifepristone 和 misoprostol）[52]。在持續的壓力下，WHA 在 2002 年通過採用一種以實證為基礎的方式，作為 WHO 基本藥物選用專家委員會（Expert Committee on the Selection and Use of Essential Medicines）工作時所要依循的規範[53]。

Box 4.4　WHO 事前資格審查計畫（The WHO Prequalification Project）

這個計畫始於 2001 年，主要是由 WHO 提供服務，希望能加速取得具備一定品質、安全性與效能等統一標準的醫藥，並將其用來治療愛滋病、瘧疾以及肺結核。

這個計畫鼓勵任何有意願將產品納入事前審查清單的廠商踴躍申請，參加者需要提出產品（或產品們）的詳細資訊，供資格審查小組評估其品質、安全性以及效能。廠商同時也必須開放工廠讓檢查小組前往訪查，評估其是否符合 WHO 的優良生產規範（Good Manufacturing Practices；GMP）。

截至目前為止，產品符合標準的廠商中，生產原廠藥（42 項醫藥）和學名藥（61 項醫藥）者皆有，其中包括 62 種抗反轉錄病毒藥物、33 種愛滋病的相關藥物。此外，用來治療瘧疾和肺結核的藥物則分別有 2 種以及 6 種。單一成分或合併用藥（也就是將多種成分合併在一個膠囊裡）的藥品都被包含在通過事前審查的清單中。

---

[52] Sarah Boseley, "US Accused of Trying to Block Abortion Pills," *Guardian*, 21 April 2005.

[53] WHO, *Report on the 12th Expert Committee on the Selection and Use of Essential Medicines* (Geneva: World Health Organization, 2002).

　　為了鼓勵廠商踴躍申請，再加上既然專利法律會隨不同國家而有差異，因此 WHO 並不過問申請的產品是屬於專利或學名藥。如此一來藥廠等於獲得授權，在自己國家生產符合品質、效能以及安全性等嚴謹的標準產品。

資料來源：WHO（2004）, "The WHO prequalification project," Fact Sheet No. 278, Geneva, www.who.int／mediacentre／factsheets／fs278／en／print.html.

《菸草控制框架公約》
（Framework Convention on Tobacco Control；FCTC）

　　吸菸仍是全世界導致可避免死亡的主要原因，每年約有 490 萬人因為吸菸相關的因素而喪失性命，世上可說沒有比香菸更危險、也更會危害人命的商品了。直到 1990 年中期，WHO 菸害防治計畫都還處於人手不足、資源匱乏的狀況，而這也突顯這項議題在歷任總幹事的眼中並不迫切。推行國際菸害防治的構想始於 1995 年的 WHA，到了 1996 年則更進一步通過 WHA 49.16 號決議，要求總幹事負責起草《菸草控制框架公約》（Framework Convention on Tobacco Control；FCTC），但此公約還是一直被擱置到 1999 年，也就是 Brundtland 就任總幹事的第二年，在她將菸害與瘧疾防治訂為兩項優先處理的目標後，才開始著手協調 FCTC 的各項工作。

　　首份國際健康公約草稿的內容是由一個技術工作小組來負責規劃，該小組在 1999 年 10 月到 2000 年 5 月的期間聚會工作，到了 2000 年 10 月，WHO 召開公聽會廣邀公衛社群、菸草公司以及菸農組織等相關團體共同與會，以期在協商過程中搜羅各方意見。接下來就是由政府間談判機構（Intergovernmental Negotiating Body；INB）開始進行協商，INB 的主席是由巴西籍的大使 Celso Amorim 擔任。在 FCTC 主要內容完成之後，草稿於 2001 年 1 月

公開，依據公佈的公約內容，在 2001 到 2003 年間又經過六回合的
INB 協商；同時，跨回合的地區性會議也同步召開，為會員國日後
進行的協商預作準備。

　　2003 年 5 月召開的 WHA 會中首次就 FCTC 內容進行協商，
隨後即獲得大會決議通過，此舉被公衛社群譽為一項重大成就，關
鍵在於 WHO 正面向菸草業宣戰，菸草業不斷動用各種資源，甚至
還擬定國際策略來暗中破壞 WHO 的工作[54]。在獲得 Brundtland 的
堅定支持後，WHO 無菸計畫（Tobacco Free Initiative）的工作人員
得以無後顧之憂的與其它聯合國機構、世界銀行、公衛倡議團體以
及公民社會組織等建立合作聯盟，一同積極對抗菸草業。

　　隨著 WHO 在 FCTC 的協商和後續執行階段都跟公民社會組織
有非常密切的合作，已經逐漸偏離以往僅專注於衛生公部門的傳
統。在進入正式協商階段以前，為了強化各組織間的溝通，已經如
火如荼地正式選出將參與整個 FCTC 流程的公民社會組織；然而，
此階段 WHO 的合作對象尚未系統性拓展到發展中國家的非政府
組織，也因而促成公民社會組織共組「框架會議聯盟」（Framework
Convention Alliance；　FCA）。FCA 的成員涵蓋超過 100 個國家、
300 個機構的代表，不但這些機構彼此間能受惠，亦可以對有效創
立 FCTC 作出貢獻。FCA 最重要的貢獻就是運用影響力協助 FCTC
在發展中國家的推展，畢竟菸害防治對當地公衛社群來說可算是個
非常新穎的議題[55]。

---

[54] Derek Yach and Stella Aguinaga Bialous, "Junking Science to Promote Tobacco,"
    American Journal of Public Health 91, no. 11(November 2001): 1745-48.
[55] Jeff Collin, Kelley Lee and Karen Bissell, "The Framework Convention on
    Tobacco Control: The Politics of Global Health Governance," *Third World
    Quarterly* 23, no 2 (April 2002): 265-82.

　　FCTC 不僅是 WHO 在重要公衛議題上發揮領導能力的成功典範，它同時也呈現出廣泛考量各種健康決定因素的重要性，除了大家所熟悉的推廣禁菸以外，在協商的過程中也必須處理全球菸害防治對菸農造成的經濟衝擊、菸草稅、吸菸跟貧窮間的關聯、香菸非法交易，以及行為矯正法規等各種層面的議題。也正因為開始關照全球結構性的觀點，使得 FCTC 考量到更多的利害關係人與政策群體，而不再僅侷限於健康部門。到了 2007 年 9 月，已有 168 國簽署了 FCTC，且有 151 國同意完整加入該框架。2006 年的 2 月，已加入 FCTC 的成員聚會討論應如何進一步執行條約內容，結論包括應設置擁有秘書處，這段時間將先由 WHO 無菸計畫暫時擔任過渡時期的秘書處，針對附加提案所需的協商工作進行預備。

WHO 健康問題社會決定因素委員會

　　截至目前為止，WHO 在處理健康決定因素的議題上所作出最大的努力，大概就屬「健康問題社會決定因素委員會」（Commission on the Social Determinants of Health； CSDH）的成立了。這個委員會是在 2005 年 3 月由當時總幹事李鍾郁所創，首階段的工作預計在 2008 年 10 月完成。這個委員會成立的目的是協助會員國與全球衛生夥伴處理各種與不健康跟不平等相關的社會因素[56]，重要的工作目標包括：

---

[56] Alec Irwin, Nocile Valentine, Chris Brown, Rene Loewenson, Orielle Solar, Hilary Brown, Theodora Koller and Jeanetta Vega, "The Commission on the Social Determinants of Health:tackling the social roots of health inequities," *PLoS Medicine* 3, no. 6 (June 2006): 749-51.; Lee Jong-wook, "Public Health is a Social Issue," *Lancet* 356, no.9464 (19 March 2005): 1005-6.

- 透過推廣有效的操作模式，協助各國改變其政策。
- 協助各國將「健康」設定為政府各部門與社會公益團體的共同目標。
- 連結政府、國際組織、研究機構、公民社會以及社區，協助建構出一個能永續發展、增進健康平等與社會決定因素的全球運動[57]。

　　上述目標的達成，可以透過關注各種已知會導致國內或國際間不健康與不平等的社會因素，包括失業、不安全的工作環境、都市中的貧民窟、全球化以及缺乏就醫管道等。CSDH 的秘書處分別設於 WHO 平等、貧窮與健康之社會決定因素部門（Department of Equity, Poverty and Social Determinant of Health），以及英國的倫敦大學（University College London ； UCL）。委員會的主席是長期鑽研健康不平等與健康之社會決定因素的 Michael Marmont 出任[58]；其餘四位委員則是 Frances Baum（來自澳洲的公衛教授，同時也是人民健康大會的資深會員）、Monique Bégin（前加拿大衛生部長）、Giovanni Berlinguer（歐洲議會議員）以及 Miari Chatterjee（印度自營商婦女主要貿易聯盟的協調人）。

　　CSDH 的成立可以被視為是 WHO 試圖重新平衡對影響健康的社會因素的關注，就如 Orelle Solar 與 Alec Irwin 在其文中所言：

> 從二次世界大戰以來，全球公共衛生一直在健康的社會面向、與更個人化、技術導向以及醫療化的模式間擺盪。SDH

---

[57] WHO Commission on Social Determinants of Health, "About US," Geneva, 2005, www.who.int/social_determinants/about/en/

[58] Michael Marmot, "Health in an Unequal World," *Lancet* 368, no.9552 (9 December 2006):2081-94； Richard Wilkinson and Michael Marmot, *The Solid Facts*, 2nd edition (Copenhagen:WHO Office for Europe, 2003)

其實是 1978 年《阿拉木圖宣言》裡全面性初級衛生保健、以及 2000 年全民均健運動的觀念核心，可惜在此之後，因為受到限縮解釋「選擇性初級衛生保健」的衝擊，以及來自新自由主義經濟與健康政策的壓力，使得當初處理 SDH 的承諾逐漸式微[59]。

由於全球化的急速進展，加上所產生的社會和環境衝擊被相對忽略，導致全球社會發生普遍的轉變，也因而促成 WHO 重新回歸到社會醫學的領域。同樣的原因也使得 ILO 在 2002 年成立了「全球化的社會面項世界委員會」（World Commission on the Social Dimension of Globalization），該委員會是一個獨立運作的個體，由來自政府、企業以及公民社會，有志將「對立轉為對話，從而化為具體行動，致力讓更多人享受全球化帶來的好處」[60]的卓越人士所共同組成。在 WHO 的部份，則由 Jerry Sach 率領的總體經濟與健康委員會（Commission on Macroeconomics and Health；CMH），在過去已證明健康對經濟發展的重要性，並成功地將健康議題提升到政治議程上（見第五章）；大家也期許 CSDH 能在促進健康平等上達到同等成就。

在 CSDH 於 2008 年發表期末報告之前，各界逐漸關切 CSDH 是否有足夠能力來影響政治議程，但李鍾郁突然在 2006 年撒手人寰，也使大家開始擔心 CSDH 的工作是否會因新任總幹事鮮明的傳染病防治背景而中輟。在一封致函現任總幹事陳馮富珍的公開信

---

[59] Orielle Solar and Alec Irwin, "Social Determinants, Political Contexts and Civil Society Action: A Historical Perspective on the Commission on Social Determinants of Health," *Health Promotion Journal of Australia* 17, no. 3 (December 2006): 180-85.

[60] ILO, *The Social Dimension of Globalization* (Geneva: International Labor Organization, 2005).

中，人民健康運動（People's Health Movement）呼籲 WHO 應該作
出承諾延續 CSDH 的工作，繼續透過處理社會決定因素以減少健
康不平等[61]。關於 CSDH 的工作範圍也同樣受到外界關注，舉例來
說，Debabar Banerji 就質疑 CSDH 野心勃勃地想在 13 個政治區域
以及各式各樣的國家開展工作，將使委員會的任務範圍變得超乎
想像地廣泛；她同時也批評委員會沒有妥善運用現有的實證資
料，反而浪費可觀的資源和時間跟所謂「國家夥伴」合作整理新的
資訊[62]。也許對 CSDH 而言，最大的挑戰在於它試圖調和一些從根
本上就是分歧的觀點，比如說全球政治經濟的本質，或導致健康不
平等的因素等等。就在 Marmot 把 CSDH 視為和 CMH 工作相得益
彰的同時[63]，此舉也讓那些期待從根本上改變世界秩序的人士感到
擔憂。

結語

　　即便醫學的發展史上一直是由生物醫學模式所主導，但在過
去六十年間，WHO 還是曾數度嘗試處理各種影響健康的廣泛決
定因素，而這項企圖以 1970 年代 Mahler 擔任總幹事的期間最為
明顯；在長達二十年的默視不理後，WHO 開始與擁護「基本需
求途徑」的公共衛生倡議者合作，從基本面來重新思考健康的發
展方向，並且試圖挑戰某些影響健康和疾病的利益強權。縱然
從很多層面看來，全民均健和初級衛生保健運動讓發展中國家

---

[61] People's Health Movement, "PHM's Letter to Incoming WHO Director General Dr Margaret Chan," 19 November 2006, www.phmovement.org/en/node/296

[62] Debabar Banerji, "Serious Crisis in the Practice of International Health by the World Health Organization: The Commission on Social Determinants of Health," *International Journal of Health Services* 36, no.4 (2006): 637-50.

[63] Ibid.

在聯合國體系中展現出自信跟魄力，但同時這也是基於眾人承認到現行這種方式在滿足世界大部分人口的健康需求上有其不當之處。

Mahler 對於《國際母乳替代品銷售守則》、基本藥物示範目錄以及初級衛生保健運動的支持，加上 Brundtland 在之後推行的 FCTC，都宣示了社會醫學是 WHO 應做之事的典範。然而，WHO 也為這些行動付出了可觀的代價，招致最有力的會員美國政府持續的抨擊，並不定時地公開表示將凍結它對 WHO 預算的會費攤款。對長期缺乏資源的 WHO 來說，這種做法並沒有什麼效果，真正嚴重的是美國政府持續支持凍結 WHO 的正常預算，一開始是名義上如此，到了 1993 年演變成實際凍結（名目成長率為零），不僅是美國政府，連其它主要捐助國也一同聯手加入凍結 WHO 預算的行列。

但對 WHO 最嚴重傷害的則是主要捐助國將其國際衛生政策的重心從 WHO 轉移到其它的全球健康計畫，這大部分無疑仍是導因於 WHO 本身的缺點，再加上無法讓主要會員國重拾對它的信心。與此同時，很明顯地也有一些利益強權試圖在暗中傷害 WHO，由於直接威脅到全球市場的版圖以及受到國際法規的約束，使得食品、藥品和菸草業不斷努力讓 WHO 只要專注在生物醫學領域就好。在這種情況下，CSDH 是否對現有的世界秩序造成明顯的威脅仍是未定之數。事實上，WHO 仍然吸引了一些人士的關注，他們希望這個機構可以在政治上變得更加活躍，並且廣泛納入各種範圍的健康決定因素，發揮其建構世界政治經濟的強大影響力；至於那些希望 WHO 限縮角色、朝向技術本位發展的要求，有不少其實只是出於捍衛一己的私利。垂直跟水平途徑之間緊張的關係早已超越技術層次的考量，進入哲學跟意識形態等更為根本的辯論；誠如第五章即將呈現的，這種緊張關係重新定義了健康的範圍，讓新的全球健康計畫因而躍上舞台。

第五章　從國際衛生到全球衛生

　　從 1990 年代起，國際衛生合作面臨著也許是自二戰後最為強大的改變壓力。最顯著者，莫過於全球化的加速進行而對世界各地造成的多元複雜影響，能適應這些變化的人們已從中獲得全球化帶來的各種好處；然而也有許多人發現他們無法適應，甚至還要為此負擔不成比例的代價。對衛生部門而言，則正瞭解到全球化在眾多方面對健康決定因素和健康結果的影響，國內與國際間日益擴大的健康不平等，造成「贏家」與「輸家」的模式同樣在此浮現。

　　隨著全球化的持續進行，處於各個治理層級的所有公共衛生機構當前都必需對全球化加以適應與回應，世衛組織作為聯合國體系中負責健康事務的專門機構，在國際衛生合作的地位從未如現今般地被仔細檢視。而由於新出現的全球衛生計畫，使 WHO 被拿來與其它組織進行激烈的比較。換言之，WHO 所在的環境已變得更為擁擠和競爭。

　　最後一章要討論的是 WHO 從**國際**（*international*）衛生合作轉向至**全球**（*global*）衛生合作的壓力，後者和前者的差別是需要與更廣泛的利益和造成全球化的那些跨國力量進行互動，除了滿足傳統的支持者，即會員國外，WHO 還需將觸角拓及至新的利害關係者、發展新的衛生治理型式，並處理更廣泛的健康決定因素，因此在許多方面有很多機會可讓 WHO 堅定地展現領導力，並將自身重新建立為世界的衛生領導組織。公共衛生從未像現在一樣可以在各國領袖的議程上佔有如此高的影響力，這為全球衛生合作提供了史無前例的資源，但也連帶使「全球衛生」變成一個高度競爭的領域。

新的計畫相互爭取權力與影響力，對「全球衛生」的詮釋戰接踵而
來，並進而對 WHO 提出挑戰，並使它重新檢視一些老問題，包括
其職權、功能，以及最重要的，WHO 所內含的價值體系。

檢視 WHO 的治理：改革、更多的改革

　　如前幾章所討論到的，世衛組織成立的 60 年來，其應扮演的適
當角色為何，一直是個備受爭論的問題。1951 年，總幹事 Brock
Chisholm 將世衛組織形容為一個具有「經驗和技術的組織，它能提
供每個國家所需的各類援助來大幅提升他們的健康水準」[1]。一年
後，Charles Ascher 寫到，世衛組織「要對科學作應用，而非對科學
作研究」，以回應某些會員國對採取「計畫式」（project）健康途徑
的反對聲浪[2]。Jason Finkle 和 Barbara Crane 則贊同世衛組織同意將
家庭計畫納入職責範圍中，但卻感嘆 1960 年代中期起的生物醫學文
化阻止了對生育控制的更大投入[3]。Javed Siddiqi 將 1970 年代晚期
起從垂直性的瘧疾根除行動規劃轉向到更為水平性的途徑之舉，形
容為 WHO 從過去錯誤中學習並改進的渴望」[4]。然而誠如第四章所
言，其它人認為 WHO 對更廣泛健康因素的涉入是在扮演一個不適
當的政治角色。每個十年 WHO 都出現新的問題，這是由於各個世
代的支持者都不斷試圖對 WHO 的職權與功能進行詮釋。

---

[1]　Anon, "World Health Organization," *International Organization* 6, no. 4
　　(November 1952): 652-55.

[2]　Charles Ascher, "Current Problem in the World Health Organization's
　　Program," *International Organization* 6, no.1 (1952): 27-49.

[3]　Jason Finkle and Barbara Crane, "The World Health Organization and the
　　Population Issue: Organizational Values in the United Nations," *Population and
　　Development Review* 2, no.3/4 (September/December 1976): 367-93.

[4]　Javed Siddiqi, *World Health and world Politics, The World Health Organization
　　and the UN System* (London: Hurst & Company, 1995).

　　但自 1990 年代早期起，由於所處環境的快速變化，加上各界對於 WHO 角色的持續關注，使得 WHO 進入到一個備受爭議的年代。1994 年《英國醫學期刊》刊行了一系列批評文章，指責「世衛組織的體系，最努力的就是對付自己的員工」[5]。期刊文章的作者 Fiona Godlee 寫道，「WHO 存在著形象問題，人們知道它存在……但少有清楚的概念知道它到底在做什麼」。更多文章指出問題在 WHO 的領導，總幹事 Mahler 被形容為「有遠見的」領導者，但繼任者中嶋宏則被批評為「溝通技巧糟糕」、「作風獨裁」，以及用人為私。Godlee 稱 WHO 無力面對新的挑戰：

> 面對重大健康威脅，例如人口爆炸和菸草議題時，WHO 無法提出令人信服的新計畫。它正在衰退中，卻仍堅持著面面俱到但卻是過時的衛生醫療模式，而且還領導無方，若它想迎頭趕上下一世紀的健康挑戰，還得多加努力[6]。

　　對於《英國醫學期刊》這一系列的文章，各界有著不同的反應，特別是 WHO 捐助國政府贊賞 Godlee 清楚點出外界對 WHO 與日俱增的擔憂。至於曾任 WHO 領導層級以及其它支持 WHO 的人士，則批評作者對世衛組織是在刻意中傷，並間接造成那些較為成功的計畫也受到波及。同時該系列文章論點的正確性也讓人存疑，某些利益團體意圖趁機攻擊 WHO，將其貶抑為沒有效率以從中漁利。但不論如何，此系列文章是首份對 WHO 的坦率評估。

　　但 Godlee 的系列文章還是正確反映出捐助國對 WHO 內部失能情況的認識。如第二章所述，捐助國主要的影響手段是財務，

---

[5]　Fiona Godlee, "The World Health Organisation: WHO in Crisis" *BMJ* 309, no. 6966 (26 November 1994): 1424-28.

[6]　Fiona Godlee, "WHO in Retreat: Is It Losing Its Influence?" *BMJ* 309, no. 6967 (3 December 1994): 1491-85.

1980 年代早期對 WHO 正常預算實質成長的凍結政策也實施到聯
合國其它組織上；隨後在 1993 年，則進一步凍結正常預算的名目
成長。與此同時，預算外資金（EBFs）則被增加來支持被捐助
者選為「物有所值」的計畫。1971 年，EBFs 僅佔總預算的 25%，
但到了 1990 年代則成長至 54%[7]。透過這種方法，捐助者得以
跳過 WHO 虛弱的領導機制以及表現不穩定的秘書處來挹注世
衛組織。

雖然財務資源的缺乏一直都是過去 WHO 活動的限制所在，
但正常預算的凍結卻使世衛組織首度出現可觀的赤字（5,100 萬美
金）[8]。我們在第二章談過，在 RBFs 和 EBFs 兩者間漸增的差距，
使得三個捐助國政府（澳洲、挪威和英國）在 1994 年展開了一項
對 WHO 資金來源的重要研究，這個非正式的組合，在外交圈中被
冠上「志同道合的國家」（like-minded country），藉以跟美國區別，
因為它們皆致力強化多邊主義與聯合國的功能，因此雖然與其它主
要捐助者一樣都對 WHO 內部失能情況感到憂心，但仍持續努力對
世衛組織進行改革，而不是讓它的資源更形匱乏。研究計畫是由倫
敦熱帶醫學院、挪威發展夥伴中心（Centre for Partnership in
Development）獨立執行，並小心翼翼說服了 WHO 提供「支持與
合作」，因此中嶋宏讓 WHO 的高階官員參與了這個由捐助國領導
的研究會議，與其它研究團體一同合作提供必要的資訊。這份研究
迄今仍是對 WHO 財務最詳盡的分析，目標為：

> 評估 WHO 在全球與國家層級上由預算外資金所支持的計
> 畫行動是否具有有效性與價值性。並特別關注到，在國際合

---

[7] Gill Walt, "WHO Under Stress: Implications for Health Policy," *Health Policy*
24, (1993): 125-44.

[8] Godlee, "The World Health Organisation: WHO in Crisis."

作上作為提供促進發展中國家健康永續發展活動的那些 WHO 預算外資金之適當性[9]。

最終的報告，即《奧斯陸 1 號》（OSIO I）的結論是捐助者的偏好是透過對 EBFs 指定用途的方式來展現，但這會不恰當地影響 WHO 的政策議程。然而報告發現這種影響是因為 WHO 缺乏本身的策略願景，因此報告建議需要「重新檢視 WHO 總體規劃結構」以創造出更為一致且具策略眼光的方向。在設定全球健康政策的議程上，WHO 需要展現更強大的領導力，而捐助國政府則要正視 WHO 的能力，並提供非指定用途的資金。

WHO 與捐助國政府大致上對此研究有著正面回應，但捐助國仍隱身於世衛組織改革會議和討論的幕後。關於國際衛生機構現在及未來角色的最重要一場討論，是 1996 年由哈佛大學發起、洛克斐勒基金會贊助，並於基金會位在紐約 Pocantico Hills 莊園舉行的會議。許多重要人物都應邀與會，包括前任總幹事 Halfdan Mahler、Richard Horton（《柳葉刀》的編輯）、Julio Frenk（墨西哥健康基金會）、Adetokunbo Lucas（前任 UNICEF／UNDP／World Bank／WHO 熱帶疾病研究與訓練特別行動規劃主管）、Derek Yach（WHO）、Dean Jamison（世界銀行資深經濟學家），以及各個推動 WHO 改革的領導學者，如 Gill Walt（《奧斯陸 1 號》的共同作者）[10]，所有人都對後來改革 WHO 所需的資訊與執行作出了貢獻。會議討

---

[9]　J. Patrick Vaughan, Sigrun Mogedal, Stein-Erik Kruse, Kelley Lee, Gill Walt and Koen de Wilde, *Cooperation for Health Development, Extrabudgetary Funds in the World Health Organization* (London:Governments of Australia, Norway and the UK, 1995).

[10]　Gill Walt, "International Organization in Health: The Problem of Leadership" in *Pocantico Retreat, Enhancing the Performance of International Health Institutions* (Cambridge, Mass.: Rockefeller Foundation, Social Science Research Council, Harvard School of Public Health, 1996): 23-37.

論的焦點為 WHO 的領導力，結論是要有一位高知名度與影響力的
人士來「拯救」世衛組織。1997 年 2 月 3 至 4 日，同樣主題的一
項非正式區域後續會議在墨西哥的 Cuernavaca 召開 [11]。

　　同一時期對 WHO 改革的分析還包括由瑞典、澳洲政府與 Dag
Hammarskjold 基金會所提出的方案 [12]。最有價值的研究無非為 1997
年由「志同道合國家」的擴大小組（後來加拿大與瑞典）對 WHO
國家層級活動的評估。再一次地，透過與 WHO 高階管理層級的合
作，以及小心翼翼的溝通與關係維繫，這份被稱作《奧斯陸 2 號》
（OSLO II）的報告對 12 個 WHO 國家辦公室的活動提供了詳盡資
料，並進一步刺激 WHO 展開資源如何在組織的三個層級與六個區
域分配的內部審查（見第二章）。

　　除了提出對 WHO 財務與國家層級活動的重要檢視外，《奧斯陸
1 號》與《奧斯陸 2 號》報告還對 WHO 職權與功能這個更大範圍的
問題進行分析。傳統上，WHO 的功能一向被歸類成規範性與技術性
兩類，規範性活動被視為全球層級的，涉及例如設定標準與指導方
針等以知識為基礎的活動。相反地，技術性活動則與知識的應用有
關，多為操作型且通常屬於國家層級的活動。許多人認為直到目前
WHO 還是應將重心放在規範性活動上，並把執行性活動交由如
UNICEF 此類組織進行 [13]。《奧斯陸 2 號》則要挑戰這種活動分類方
式的適當性，認為規範性活動通常是源自國家層級的活動，雖然規
範性與技術性活動的區別仍被廣泛使用，但此研究卻引發更大的辯
論，亦即是否要將《組織法》對 WHO 職責的廣闊設定轉變成幾項

---

[11]　Julio Frenk, "The Future of World Health: The New World Order and
　　　International Health," *BMJ* 314, no. 7091 (10 May 1997): 1404.

[12]　Kelley Lee, "Shaping the Future of Global Health Cooperation: Where Can We
　　　Go from Here?" *Lancet* 351, no. 9106 (12 March 1998): 899-902.

[13]　Jennifer Prah Ruger and Derek Yach, "Global Functions at the WHO," *BMJ*
　　　330, no. 7500(14 May 2005):1099-1100.

「核心功能」[14]。1998 年日本厚生省提出了《奧斯陸 3 號》(OSLO III)，想要分析 WHO 區域層級的活動，但適逢新任總幹事 Gro Harlem Brundtland（見 Box 5.1）上任，以及她對世衛組織改革宣言的發表，因此捐助國決定先看看新領導團隊的改革作法再說。

Box 5.1　Gro Harlem Brundtland

　　1939 年 4 月 6 日生於挪威奧斯陸，Gro Harlem Brundtland 在 1963 年獲得奧斯陸大學醫學學位，隨後於 1965 年獲得哈佛大學公衛碩士學位。1966 年到 1974 年間，在挪威衛生部門和公立學校保健部門擔任醫師。從 1974 年至 1979 年，Brundtland 擔任挪威環境事務部的部長，1981 年獲選為挪威首任女性總理並一路連任到 1996 年。在這段期間內，她亦於國際上擔任重要的職務，特別是作為世界環境與發展委員會（World Commission on Environment and Development；WCDE）的主席，故該委員會又被稱為 Brundtland 委員會。委員會致力發展永續發展的概念，並為 1992 年所舉行的地球高峰會提高政治支持。

　　Brundtland 在 1998 年獲選為 WHO 總幹事則是受到廣泛的歡迎，各界寄予厚望，盼她重整世衛組織。許多人視她與前前總幹事 Mahler 系出同門——皆為堪地那維亞半島人，有著強烈的道德信念並具有團結各方成員的能力。重要的是，她不但受過醫學專業訓練，還能為 WHO 總幹事一職帶來政治技巧與經驗：「作為一名醫生與作為一名政治人物之間如一體之兩面。醫生努力預防疾病，若病患仍不幸染上則努力治療之，這跟政治人物要作的事完全一樣，只不過所關照的乃是社會」。她對公共衛生所採取的廣泛途徑使她發起了多項新的計畫，諸如總體經濟與健康委員會，並處理長期存在卻被忽略的議題，像是菸草控制與瘧疾控制。出乎眾人意料之外，2003 年 Brundtland 決定不再續任，即使是她的批評者也對此表露出些許失望。雖然她廣泛的改革計畫帶來複雜的結果，但大多數人都同意改革的確是必要的。離開 WHO 後，她則持續擔任高知名度的國際職位，例如擔

---

[14]　Richard Horton, "WHO's Mandate:A Damaging Reinterpretation is Taking Place," *Lancet* 360, no. 9338 (28 September 2003): 960-61.

任知名人士小組（Panel of Eminent Persons）的成員，負責審查聯合國貿易與發展大會的工作，以及 2007 年由曼德拉（Nelson Mandela）、圖圖大主教（Desmond Tutu）與 Graca Machel（莫三比克已故總統 Samora Machel 遺孀，曼德拉現任妻子）所召集名為「長者」（The Elders）的團體。該團體是由一些受選出的世界領袖來貢獻智慧、獨立的領導與正直以處理世上某些最困難的問題。

資料來源：Nancy Gibbs, "Norway's Radical Daughter," *Time*, 25 September 1989; and Chris McGreal, "Mandela's Elders to Tackle Global Crises," *Guardian*, 19 July 2007.

　　Brundtland 的上任因此被寄予厚望，希望新的領導能重塑WHO 的地位，特別是這位挪威前總理能運用先前擔任政治人物、外交官與 WCED 主席的經驗，同樣發揮到健康事務上。為了恢復WHO 的國際聲望，WHO 亟需被賦予信任，如 Nils Dallaire 所言：「我們這些從事公共衛生的人，過去常說 WHO 就是會讓好點子變不見的地方」[15]，Brundtland 則被期待扭轉這種看法。

　　許多方面 Brundtland 並沒讓人失望，她馬上在日內瓦總部發起廣泛範圍的改革計畫，創造「一個更扁平化的組織結構、更好的溝通、更大的透明度」[16]，其中一個最顯著的改變是將 WHO 眾多的計畫刪減成 9 個「群組」（cluster）。常有人抱怨 WHO 對健康的廣泛定義，使得計畫的增長已到無法控制的程度，從青少年健康到人畜共通疾病，彷彿所有計畫都很優先，但問題就變成是沒有一個計畫具有優先性。Brundtland 也試圖理智地刪減並把剩下的計畫分類成更易管理的部份。每個群組都任命了一位執行主任（Executive

[15] Michael McCarthy, "What's Going on at the World Health Organizaiton?" *Lancet* 360, no. 9340 (12 October 2002): 1108-10. 。

[16] Gro Harlem Brundtland, "Address to WHO Staff," Geneva, 21 July 1998, www.who.int/director-general/speeches/1998/english/19980721_hq_staff.html

Director），並共同組成了一個含納 10 位成員，如政府機構般的「內閣」，但此舉也招致 WHO 變得「頭重腳輕」（top heavy）的批評。中嶋宏任內，主任層級（director-level）的任命人數從 1988 年的 88 位增加到 1994 年的 114 位，同一時期，在主任層級以上的人數則從 7 位增加到 13 位 [17]，但 Brundtland 一上任就縮減成 9 位。

就個別人士而言，某些先前被中嶋宏冷凍的人士則被拔擢到重要的職位，例如 Yach 被任命為內閣中無菸草行動（TFI）計畫的領導者，並身兼非傳染疾病的執行主任。英國國際發展署前任主管 David Nabarro 被延攬為總幹事的高級顧問（之後則成為聯合國體系禽流感與人類流感的高級協調員（Senior UN System Coordinator for Avian and Human Influenza））。此外為了維持行政工作的連續性，其它高階職員被留任了下來，特別是 Denis Aitken 與 Ann Kern（亦為《奧斯陸 1 號》的作者）。較具爭議的則是 Brundtland 決定延攬被視為與世界銀行有所關係的重要人士進入 WHO，例如 Christopher Murray、Julio Frenk 與 Alan Lopez。關於 WHO 與世界銀行之間緊張關係的緩和，將在稍後討論。

在人事更迭的同時，Brundtland 還試圖導入企業文化到世衛組織內，希望它少點官僚氣、多些效率性。固定任期的任命、績效監督的過程，以及成果導向的管理架構都被引入來讓世衛組織更為精實，諸如「協力」和「凝聚力」也成為組織內部的常見字眼，並鼓勵跨領域的衛生活動合作。Anderson 寫到，「大體而言，現在 WHO 比起 1998 年要來得更有活力與能見度，領導力在此扮演了一個重要角色」[18]。

---

[17] Godlee, "The World Health Organisation: WHO in Crisis."

[18] Steinar Andresen, *Leadership Change in the World Health Organization: Potential for Increased Effectiveness?* (Lysaker, Norway: Fridtjof Nansens Institute, 2002).

　　雖然 Brundtland 從根本上改革 WHO 的程度仍有待討論，但面對這些批評，WHO 卻只有「改變或關門」[19]（change or die）的選擇。世衛組織亟需找到新的工作方式，歷經數十年組織工作計畫的不斷成長，以及面對越來越大的資源限制並設定更清晰的優先項目時，WHO 需要發展一個合理的結構與策略規劃，但改革所需的時間遠比預期要來得長，橫跨了 Brundtland 的整個任期，問題也比原本認為的還要棘手，使得組織內部對改革的熱情開始衰減。當對工作職位的保障懷有不安全感時，員工的士氣滑落了（很大一部份是因為投入在短期計畫的 EBFs 增加）。Leonard Lerer 與 Richard Matzopolous 認為，Brundtland 導入了一個全球商業模式到 WHO，透過「嚴格的組織再造並找尋能吸引鎂光燈注意的『成功故事』的作法是不對的，且諷刺的是，當全球商業已朝向合作、賦權與知識分享的方向發展時，WHO 卻『顧此失彼、兩頭落空』」[20]。

　　Brundtland 上任之初與主要捐助國政府都保持不錯的關係，這反映在它們捐助給世衛組織 EBFs 的穩定增長上（見表 2.2）。某些像是來自英國政府的 EBFs 並沒有註記群組層級之外的用途，顯示對 WHO 分配資源策略能力的信賴，但工作執行上所受到的資金限制仍是個問題。WHO 持續在正常預算上採取零名目成長的政策，使 WHO 受制於主要捐助國的左右。Yamey 認為，「我們國際衛生社群如果希望 WHO 執行其具有比較優勢的任務，那我們必須提供它執行這些重要活動所需的充沛資源」[21]。2006 年，由於 RBFs 的

---

[19] Richard Smith, "The WHO: Change or Die," *BMJ* 310, no. 6979 (4 March 1995): 543-44.

[20] Leonard Lerer and Richard Matzopolous, "The Worst of Both Worlds': The Management Reform of the World Health Organization," *International Journal of Health Service* 31, no. 2(2001):415-38.

[21] Gavin Yamey, "WHO in 2002: Why Does the World Still Need WHO?" *BMJ*

極度缺乏，導致捐助國協議允許 WHO 挪用 EBFs 來補足某些核心活動的運作支出 [22]。

　　或許 Brundtland 最重要的成就是她成功將全球衛生帶到世界舞台上，靠著她廣泛的政治經驗，這位總幹事不遺餘力地在各主要國際會議中呼籲各國領袖對重要健康議題的高規格支持。健康事務因此也策略性地與其它政策目標，例如發展、經濟成長、減貧和國家安全結合在一起（見 Box 5.2），並使主要捐助國政府重新關注健康議題，這就是 Brundtland 任內最重要的遺產。例如 2000 年通過的千禧年發展目標（MDGs）所含納的 8 項目標、16 個項目與 48 個指標中，其中就有 3 項目標，8 個項目、18 個指標直接與健康相關。

Box 5.2　Bruntland 將健康議題搬上世界舞台

在世界商業永續發展協會上的演說，1999 年 [23]：

> 我從世界衛生的立場看得十分清楚，我們可以列出許多具體的介入措施，使得數十億人的生命與觀點能得到大幅改變，包括為半數仍無法取得疫苗的非洲兒童進行接種免疫、為目前仍遭瘧蚊肆虐的數百萬兒童提供蚊帳。如果我們真的這麼做——貧窮將被消弭、社會將被發展，最終將開展出新的市場。

325, no. 7375 (30 November 2002): 1294-98.

[22] Kelley Lee and Kent Buse, "Assuming the Mantle: The Balancing Act Facing the New WHO Director-General," *Journal of the Royal Society of Medicine* 99, no. 10(October 2006):494-96.

[23] Gro Harlem Brundtland, "Our Common Future and Rio 10 years after:how far have we come and where should we be going?," Address to World Business Council for Sustainable Development, Berlin, 4 November 1999, www.who.int/director-general /speeches/1999/english/19991104_berlin.html.

在 OECD 發展援助委員會上的演說，2000 年 11 月 24 日：

大家都知道貧窮導致不健康，但良好的健康能為成長的引擎帶來新動力，並為經濟發展與減貧的力量增添一股重要動能。

在華盛頓國際商會與外交執行理事會（Executive Council on Diplomacy）上的演說，2001 年 4 月[25]：

不論在社會發展以及國家在全球經濟舞台競逐並達成永續經濟發展的能力上，健康都必須被當成一個中心要素，……瞭解到此項自我利益後，將驅使工業化國家的政府與私人企業採取行動來大幅減少當前在發展中國家的疾病負擔，此舉將同時有益於經濟發展、健康與環境。

在健康即外交政策大會上（Health as Foreign Policy conference）的演說，2002 年 4 月[26]：

來自富裕國家的外交官員現在必須跟上議程變化的腳步，並進入到未知的領域裡，他們不再會認為國際衛生議題「與國家利益無關」。他們正展現出新的領導，並聰明的緊抓每個機會。他們注焦於結果，也同樣重視過程，不會支持那些注定會半途而廢且無用的計畫。全球衛生現已成為他們目標的一部份。

---

[24] Gro Harlem Brundtland, "Presentation to the Development Assistance Committee of the OECD," Paris, 9 November 2000, www.who.int/director-general/speeches/2000/english/20001109_paris.html

[25] Gro Harlem Brundtland, "Luncheon, Washington International Business Council and Executive Council on Diplomacy," Washington, D.C., 17 April 2001,www.who.int/director-general/speeches/2001/english/20010417_IBClunc heonwashington.en.html

[26] Gro Harlem Brundtland, "Health as Foreign Policy," Ditchley Park, 26 April 2002, www.who.int/director-general/speeches/2002/english/20020426_Ditchley ParkOxfordshire.html

1990 年代晚期起，在與其它制度行為者相比之下，重振 WHO
在國際衛生合作中的領導角色變得更有必要。除了與其它聯合國組
織，例如 UNICEF，長久在影響力與資源的競爭關係外，WHO 還面
臨來自世界銀行、公民社會組織，以及眾多為處理健康議題而新成
立的全球公私夥伴關係（global public-private partnerships）。雖然許多
的歐洲捐助者仍對 WHO 展現熱切的支持，但還是有人希望在各類全
球衛生計畫間鼓勵一個市場競爭的模式，相信最好的組織將會因此脫
穎而出。在 2000 年的執委會上，Brundtland 是這樣描述這些挑戰的：

> 我們的比較優勢何在？受限於我們的職權、人力和財務資
> 源，同別種組織相比，什麼樣的功能是 WHO 最能有效執行
> 的？我們如何將工作重心轉移至確實具有比較優勢的領域
> 中，並更有力的聚焦於此？最重要的是，在與其它可取代並
> 補充我們貢獻的眾多夥伴的互動過程中，如何能增加我們的
> 影響力？

基於同樣的目標，英國國際發展部門署亦倡議應重視 WHO 的
「附加價值」（added value）[27]。

隨著上述改革的進行，越來越多人瞭解到將改革重心擺在
WHO 總部只是第一步，在區域與國家層級長久且根深蒂固的問題
（諸如派系主義、績效不佳與官僚怠惰），也需要進一步的處理[28]。
但出乎眾人的意料之外，Brundtland 決定不再連任。她一方面號召
對 WHO 這個龐大組織進行複雜的改革，另一方面又要為全球衛生
的改善而搖旗吶喊，這些壓力無非需要有強烈的專業與個人使命感
方能克服。某些人認為她與其所任命的高階官員的離開，再次使

---

[27] UK Department for International Development, *Working in Partnership with the World Health Organization* (London: HMSO, 2002).

[28] Fiona Godlee, "The Regions – too Much Power, too Little Effect," *BMJ* 309, no.6968(10 December 1994)：1566-70.

WHO 陷入群龍無首的境地，然亦有人覺得改革計畫的停止未嘗不是好事。2003 年 5 月，南韓籍李鍾郁的當選，則被視為對 Brundtland 路線的一個折衷評價觀點。在 Brundtland 所領導的 WHO 裡，李鍾郁一直不是核心人馬，但一夕之間卻發現自己成了掌舵者。他重新任命了數名高階的官員，與 Brundtland 有密切關係的許多人，例如 Yach 等人，最後都離開了世衛組織。

2006 年李鍾郁突然撒手人寰，結束了他相對短暫的任期。他在某種程度上重振了 WHO，並在全球衛生計畫日益增加的環境中緩和了對 WHO 能力的質疑。李鍾郁在 2002 至 2003 年 SARS 疫情爆發的關鍵時刻就職，就在他接手不久前，Brundtland 才以強硬立場對中國施壓，要求與 WHO 合作發佈旅遊警告，此舉使得世衛組織在當時成為全球疫情的應變中心。WHO 可在全世界動員科學家對疫情的傳染源進行辨認與基因序列分析的能力也令人印象深刻。疫情在 2003 年 7 月即告結束，但李鍾郁仍試圖維持從 SARS 疫情獲得的動能來重啟《國際衛生條例》的修訂，並在 2005 完成。

李鍾郁雖然身為一位傳染病控制的專家，特別還是遏制結核病（Stop TB）部門與全球疫苗與免疫行動規劃的前任主管，但李鍾郁仍展露出對一個廣泛健康議程的支持。上任之初即成功締結 FCTC，這是 Brundtland 任內最備受矚目的產物。有傳言指出，Yach 不被允許參加2003 年 8 月舉行的世界菸草或健康大會（World Conference on Tobacco or Health），因為他會搶走李鍾郁的風采。然而對這位新任的總幹事來說，卻是一個開始自我凸顯的重要機會，這確實不容易，尤其他的前任者還是如此的活躍。跟 Brundtland 不同的是，李鍾郁在 WHO 的三個層級都有廣泛的工作經驗，對會員國的支援更有著特別的使命感。在他的任內，WHO 面臨了禽流感、南亞大海嘯與巴基斯坦大地震的考驗。為了建立 WHO 的形象，李鍾郁則仿效 UNICEF 導入「親善大使」的作法來為 WHO 的工作進行宣傳。

　　李鍾郁持續著改革計畫，並特別關注建立更具策略性與透明性的行政與預算程序，然而 WHO 內部的員工關係卻在李鍾郁任內進一步惡化。2005 年 11 月，為了抗議預定所要刪減的 200 到 300 個固定任期職位，數百名 WHO 總部的員工組織了一場罷工，雖然李鍾郁威脅要開除參與者，但罷工還是無畏地展開 [29]。2006 年，Alison Katz 這位長期服務於 AIDS 計畫的社會科學家自 WHO 離職，並致函新任總幹事陳馮富珍一封公開信 [30]。歷經領導階層的多次更迭，以及八年來的組織再造後，這個舉動或許是 WHO 員工不滿的最公然表露。

　　2006 年 10 月陳馮富珍總幹事的當選，重新點燃了始自 1993 年關於總幹事選舉過程的辯論。中嶋宏過去的賄選傳聞是一個揮之不去的疑案，因為 WHO 總幹事的選舉一直是「閉門會議」（closed shop），執委會先進行提名人選的審核，並從中選出一位交由 WHA 通過，以符合是由 WHA 選出的形式，但這使 WHA 很大程度淪於「橡皮圖章」，實際的競選過程則是發生在提名與選拔階段的幕後。雖然執委會成員依法是不受所屬國籍影響而獨立行使職權，但實際上會員國仍會爭相換票，因此總幹事與區域主任的選舉一直是高度政治性的。然而國際衛生界則欲對此展現監督的壓力，並當成作為改善國際組織治理運動的一部份。

　　《柳葉刀》的編輯 Richard Horton 是一位大力倡議選舉改革的主要人士，他與公民社會組織一同要求各候選人發表政見來增加選舉的透明度，候選人因此公開陳述了對 WHO 的願景，並回應了他們所提出的重要問題。對各候選人的長短處作出評估後，這份具有

---

[29] Paul Benkimoun, "How Lee Jong-wook Changed WHO," *Lancet* 367, no. 9525 (3 June 2006): 1806-8.

[30] Sam Burcher, "Let Us Live and Let Them Die," *Internaitional Journal of Health Services* 37, no. 4 (2007): 777-81.

影響力的醫學期刊史無前例地指名推薦墨西哥衛生部長 Julio Frenk，但 Frenk 卻被指控給予墨西哥菸草業者租稅減免而成了爭議人物[31]。也許是這些指控使他無法通過初選，但更可能是他不受小布希政府的青睞。另一個影響選舉過程的因素則是當時全球基金的執行長以及世界銀行健康、人口與營養部門的主管同時出缺，以及先前對下任聯合國秘書長人選的考量[32]，慣例上，這些職位需根據主要國家與區域來進行公平分配。雖然 WHO 的選舉大致還是密室進行，來自公共衛生社群的壓力更坐實了充斥於選舉過程中的政治性，但在各候選人爭相改善政治過程的品質時，卻也使得 2006 年的選舉成為 WHO 史上最為公開的總幹事選舉。

在 WHO 超過 10 年的內部改革後，陳馮富珍於 2007 年 1 月接手 WHO，她瞭解到職員渴望安定而非更大的改變，因此在執委會的就職演說中說到，「我將持續進行 WHO 的改革，但不會引入導致不安的變革，因為職員與計畫的執行都需要有持續性，某些改革還是會進行，然而將以漸進並謹慎管理的方式為之」[33]。2007 年 10 月，她宣布對部份群組進行改革，「將我們的工作更集中在衛生安全（見以下）與環境、傳染病的大流行、研究，以及聯合國的改革上」。她也宣布對原「內閣」作相對小幅的改組，留住了李鍾郁任內的數名重要人員[34]。

---

[31] Ernesto Sebrie and Stanton Glantz, "The Tobacco Industry in Developing Countries," *BMJ* 332, no. 7537 (11 February 2006): 313-14.

[32] Betsy McKay, "Three Top Jobs in Global Health Face Vacncies," *Wall Street Journal* (5 September 2006).

[33] Margaret Chan, "Address by Dr. Margaret Chan," Executive Board, 120th Session, Geneva, 22 January 2007, www.who.int/dg/speeches/2007/eb120_opening/en/index.html

[34] Margaret Chan, "Message to all staff from Director-General," e-mail correspondence, 9 October 2007.

經濟主義的優越性：世界銀行在健康領域的發展

經過數十年資助發展中國家重大基礎建設的計畫後，世界銀行逐步將更多的注意力移轉到諸如健康與教育的社會部門上。在總裁 Robert McNamara 的領導下，1980 年代初期起，世界銀行開始提供健康發展所需的貸款資金，並從 1980 年代後期起迅速成為發展融資的主要來源，如第二章提到的，同一時期 WHO 的正常預算卻受限於實質與名目零成長的政策（見圖 5.1）[35]。世銀在健康領域的專業性也因此增加，到了 1990 年代中期，甚至被認為已取代了 WHO 成為健康發展的領導機構 [36]。

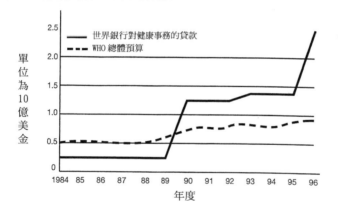

圖 5.1　1984～1996 年世界銀行對健康事務的貸款
vs. WHO 總體預算

資料來源：Kent Buse and Catherine Gwin, "World Health:The World Bank and Global Cooperation in Health: the Case of Bangladesh," *Lancet* 351 (9103): 665-69 (28 February 1998).

---

[35] Kent Buse and Catherine Gwin, "World Health: The World Bank and Global Cooperation in Health: The Case of Bangladesh," *Lancet* 351, no. 9103(28 February 1998): 665-69.

[36] Kamradt Abbasi, "The World Bank and World Health: Changing Sides," *BMJ* 31, no. 7187(27 March 1999): 865-69.

除了財務的影響力外，這種影響力的轉移還反映出經濟主義
（economism）在健康政策上的興起，並與生物醫學主義相互競
爭，且還在某種程度上取而代之。源自 1980 年代新自由主義的
主宰性，使得在公部門採取了將重心擺在刪減公共支出並達成更
大效率的政策。在衛生部門中，制定和執行此類政策所需的專業
並不在傳統公共衛生裡，而是在快速興起的醫療經濟學領域。世
界銀行的技術專業在經濟學，加上發展融資的支持，因此使它獲
得了一個強而有力的立場得以帶領並型塑橫掃全球衛生部門的
改革風潮 [37]。

世銀突然進入到衛生部門後所留下來的結果依然是高度爭議
性的，其所提出的結構調整計畫（SAPs）對中低收入國家的負面
作用一直備受批評，特別是例如回收成本和民營化的政策條件。世
界銀行的健康政策尤其擁護所謂的華盛頓共識（Washington
Consensus），世銀將新自由主義的政策措施導入發展中國家衛生部
門的作法，反映在一份開創性的報告中，即《1993 年世界發展報
告：投資於健康》（World Development Report 1993, Investing in
Health）。對許多人來說，這份報告是對支撐公共衛生基本價值，
例如公平和社會正義的詛咒，因此造成 WHO 與世銀間的離齬：

> 雖然帶有關於「賦權」與「全民均健」這類官冕堂皇的字眼，
> 但這份報告卻是一份集錯誤資訊於大成的巨作，報告對於
> 「投資於健康」提出了一個「衛生改革的三面政策途徑」，
> 認為可「挽救數百萬的生命與省下數十億的金錢」。表面上，
> 每一面政策皆聞之合理，甚至還蠻進步的（progressive），然

---

[37] Anne Mills, "Leopard or Chameleon? The Changing Character of International Health Economics," *Tropical Medicine and International Health* 2, no.10 (October 1997): 963-77.

而支撐這份議程的特定價值、倫理目標與假定卻是來自於新自由主義所主宰的議程[38]。

自 90 年代晚期起，WHO 和世界銀行緊張關係的和緩源自於 Brundtland 承認經濟主義明確的影響力。她在上任之初，旋即延攬 Christopher Murray 和 Alan Lopez，後者曾和 Frenk 一同領導全球疾病負擔計畫（Global Burden of Disease project）。她還創設一個叫做政策證據與資訊（Evidence and Information for Policy）的新單位，建立傷殘調整生命年（DALYs）的概念。Brundtland 尋求改善 WHO 工作的經濟基礎證據以作為其改革進程的一部分，並用此作為證據來設定工作優先順序。此外，世界銀行人口、衛生和營養計畫的前任主管 Richard Feachem（後來成為全球基金的第一位首長）被任命為 WHO 最主要期刊《世界衛生組織簡報》（*Bulletin of the World Health Organization*）的編輯。某知名學者就批評此舉無非使 WHO 淪為「哈佛大學和世界銀行的分支機構」[39]。

雖然有著這些對全球疾病負擔計畫背後方法論的批評，但 WHO 這個從事評估國民健康體系表現的新單位，以各國支出和國民健康表現為基礎列出了一份優劣排名表，把 191 個國家的健康體系以一個人活在「完全健康」狀態下的預期年數，即「健康餘命」（healthy life expectancy；HALE）的定義來進行排名，結果發表於《2000 年世界衛生報告：健康體系、改善中的績效》（*World Health Report 2000, Health systems, improving performance*）。然而，報告卻同時受到政治左右兩派的抨擊。對美國政府而言，因平均每人高額的健康支出，使健康體系的排名比原先預期的要來得低，因此指控

---

[38] David Werner, "Elusive Promise: Whatever Happened to Health for All?" *New Internationalist* 331 (January-February 2001).

[39] 原文引述於 Gavin Yamey, "WHO in 2002:Have the Latest Reforms Reversed WHO's Decline?" *BMJ* 325, no. 7372 (9 November 2002): 1107-12.

這份報告不夠完整、過時與所用的假定並不公平。至於對政治左派人士來說，許多人對於 WHO 領導人公然擁抱世界銀行不值採信的政策而感到不快。Lister 則將此報告描述為對《1995 年世界衛生報告：彌補落差》（*World Health Report 1995, Bridging the gaps*）指出的，貧窮是不健康首要因素之途徑的一大轉向[40]。為了喚起對日益加大的貧富差距重視，1995 年的報告還指出結構調整計畫是造成不健康的原因，但相反地 2000 年的報告則被某些人認為破壞了改善健康平等的努力[41]，將不健康的原因連結到健康支出而非貧窮本身[42]。Navarro 寫道：

> 發生在 WHO 裡的意識形態革命，最為明顯者，無非表現在由 WHO 官員 Julio Frenk 與 WHO 顧問 Christopher Murray 所指導提出的《2000 年世界衛生報告：健康體系、改善中的績效》中。這份報告將新自由主義的論述建立為 WHO 的官方政策[43]。

即使是報告的總編輯，世界銀行借調到 WHO 的經濟學者 Philip Musgrove，也詳細質疑了報告背後的方法論、諮詢過程以及內部推論[44]。

---

[40] John Lister, *Health Policy Reform: Driving the Wrong Way* (London:Middlesex University Press, 2005).

[41] Paula Braveman, Barbara Starfield and H. Jack Geiger, "World Health Report 2000: How it Removes Equity from the Agenda for Public Health Monitoring and Policy," *BMJ* 323, no. 7314(22 September 2001): 678-81.

[42] Vicente Navarro, "Assessment of the World Health World 2000," *Lancet* 356, no. 9241(4 November 2000): 1598-1601.

[43] Vicente Navarro, What is Happening at the World Health Organization? *The Coming Election of the WHO Director-General,* People's Health Movement, 23 October 2006, www.phmovement.org/en/node/279

[44] Philip Musgrove, "Judging Health Systems: Reflections on WHO's Methods," *Lancet* 361, no. 9371 (24 May 2003): 1817-20.

　　在全球健康政策中，經濟主義興起的另一個例證則是前哈佛大學經濟學者 Jeffrey Sachs 領軍的 WHO 總體經濟與健康委員會（WHO Commission on Macroeconomics and Health；CMH），宗旨是為 Brundtland 提升健康在世界領袖政治議程上的發展目標提供論據，1998 年她在常駐聯合國日內瓦辦事處表示：

> WHO 必須響亮地說出貧窮仍是不健康的最大根源，我們需要提出證據且發展論述來展現投資於健康給所有人，特別對兒童與婦女而言是正確的，這也意謂著我們是為了強健的經濟發展而投資……[45]

　　委員會的報告認為，良好的健康是經濟發展的中心，反之，在一個不健康的環境裡經濟發展則無法被達成，換句話說，不健康是一個發展的阻礙，並需要被當成窮國發展策略的核心[46]。在 Sachs 的倡議下，委員會的報告在增加全球衛生資金上扮演了一個重要角色，包括通過千禧年發展計畫協議並由 Sachs 擔任計畫的主任，以及八大工業國成立全球基金的決定。

　　並不是所有的公共衛生社群都批判與質疑 WHO 與世界銀行的密切關係，例如世界銀行以提供證據的方式挑戰了長期保護菸草業的經濟論點，從而在支持 FCTC 上扮演了一個重要的策略性角色[47]。《控制菸草流行病：菸草控制的政府角色及經濟》（*Curbing the*

---

[45] Gro Harlem Brundtland, "Address to Permanent Missions in Geneva," WHO Headquarters, Geneva, 10 November 1998, www.who.int/director-general/speeches/1998/english/19981110_missions.html

[46] Howard Waitzkin, "Report of the WHO Commission on Macroeconomics and Health: A Summary and Critique," *Lancet* 361, no. 9356 (8 February 2003): 523-26.

[47] Kelley Lee, Alan Ingram, Karen Lock and Colin McInnes, "Bridging Health and Foreign Policy: The Role of Health Impact Assessment?" *Bulletin of the World Health Organization* 85, no. 3(March 2007): 207-11.

Epidemic：Governments and the Economics of Tobacco Control）的報
告指出，社會因使用菸草所付出的淨成本遠大於從菸草稅收與就業
得到的利益 [48]。值得注意的是，世銀逆轉了先前將菸草種植的投資
視為是一項發展策略的政策，顯然經濟學的不同學派在不同程度上
已開始挑戰新自由主義經濟學的正統看法。對 WHO 而言，世界銀
行現在已是一個與全球健康利益明確相關的機構，Richard Horton
即認為世銀是「發展人類健康的全球領導機構」[49]。但在近年來，
世界銀行在職責的定義上也遇到了難題，它在 2007 年發行的一份
新的十年健康策略指出 [50]，由於新的融資來源的崛起（例如中國提
供的雙邊援助資金），使得世銀未來的角色將伴隨著不確定性，例
如世銀也許會利用在健康體系政策發展的領導專業，而讓 WHO 將
焦點擺在健康發展的技術面 [51]。

夥伴的工作關係：合作還是吸納？

傳統左派（干涉主義）與右派（自由放任的自由市場主義）政
治之間的中間主張，所謂的「第三條路」（Third Way）政治，讓
WHO 瞭解到應努力形成更廣泛範圍的夥伴關係，Brundtland 就任

[48] Prabhat Jha and Frank Chaloupka, *Curbing the Epidemic: Governments and the Economics of Tobacco Control* (Washington, D.C.: World Bank, 1999).

[49] Richard Horton, "The World Bank in Turmoil," *Lancet* 368, no. 9572 (5 May 2007): 1492.

[50] World Bank, *Health Development: The World Bank Strategy for Health, Nutrition, and Population Results*, World Bank, February 28, 2007. Prepared for meeting of the Committee on Development Effectiveness, March 14, 2007. HNP strategy Annex A, 1, http://siteresources.worldbank.org /HEALTHNUTRITIONANDPOPULATION/Resources/281627-1154048816360/HNPStrategyFINALApril302007.pdf

[51] David McCoy, "The World Bank's New Health Strategy: Reason for Alarm," *Lancet* 369, no. 9572 (5 May 2007): 1499-1501.

之初，即認識到應與外部組織發展更緊密關係的重要性，遂成立了一個外部關係與 WHO 決策機構（the cluster on External Relations and Governing Bodies）的群組，任務為：

> 與其它關鍵行為者，例如其它聯合國機構、非政府組織和私部門建立夥伴關係和聯盟，並組織 WHO 決策機構的工作、強化 WHO 與所有會員國的合作，以及協助設計出一個與外部世界更廣泛接觸的策略。在這個領域我們要作很多事[52]。

她試圖聘請專家來進行，因此任命 Jonas Gahr Store 大使作為總幹事辦公室主任，一上任 Store 就宣稱，「對我而言，健康是一個新的領域；但我信任擁有良好技術的同仁，因此我只會把重心放在如何將健康置於政治議程的政治過程與外交挑戰上」[53]。

這些努力的一個主要重點即是與私部門進行更多的交往互動，在 Brundtland 說出「與私部門維持公開與建設性的關係」[54]後，私部門開始參與各式各樣的 WHO 計畫[55]。舉例而言，製藥業受邀為 FCTC 出力，尤其在尼古丁替代品療法的發展上[56]。Nabarro 認為，為 WHO 增加財務資源則是另一個誘因：「我們的確需要私部

---

[52] Brundtland, "Address to WHO Staff."

[53] Adrea Mach, "The New WHO Cabinet Looks Refreshingly Different," *BMJ* 317, no. 7157 (22 August 1998): 492.

[54] WHO, WHO/Private sector talks, *Press Release* WHO/64 (Geneva: 1998), www.who.int/inf-pr-1998/en/pr98-64.html

[55] Kent Buse and Gill Walt, "Global Public-Private Partnerships: Part I – A New Development in Health?" *Bulletin of the World Health Organization* 78, no. 4(April 2000): 549-61.

[56] Derek Yach, "Injecting Greater Urgency into Global Tobacco Control," *Tobacco Control* 14, no. 3(2005): 145-8.

門的資金，過去數十年來政府提供的財務捐助已經減少，資金的主要來源變成私部門與金融市場，既然美國是世界經濟的首富，我們有必要讓 WHO 對美國和金融市場更具吸引力」[57]。洛克斐勒基金會為了表現對 WHO 新領導的支持，提供 250 萬美元給 Brundtland 作為招募新專業人才的資金[58]。

除了私部門的財務支持外，來自私部門的個人也被招募到世衛組織的重要職位上，例如 Brundtland 將「新血」帶入 WHO 高階職位的一個嘗試就是任命先前任職於 Ciba-Geigy 與 SmithKline Beecham 公司（現在的葛蘭素史克（GlaxoSmithKling）公司）的 Michael Sholtz 擔任健康資訊群組（Health Technology Cluster）主任。Sholtz 認為他的角色是扮演公私部門間的橋樑，為了化解對他投入社會活動的可能批評，他談到：「過去我總說當退休之後，我將擔任 WHO 的義工來回饋社會，現在這個工作機會恰好符合我個人的價值觀，我不必等到退休就能實現理想，雖然損失了大筆收入，但我還是非常高興」[59]。

但顯然還是有不願與 WHO 一道的案例。從 1990 年代起，有超過 50 個全球公私夥伴關係（global public-private partnerships；GPPPs）在健康領域中成立，並透過 WHO 來提供資源，最具影響力者，無非創立於 2000 年的蓋茲基金會（Bill and Melinda Gates Foundation）。它是全球最大的慈善基金會，2006 年透過巴菲特（Warren Buffet）的資金挹注又將規模擴大兩倍。蓋茲基金會在全球衛生的主要工作重點是透過成立新的計畫，如全球疫苗與免疫聯盟（Global Alliance for Vaccines and Immunization；GAVI）來改善

---

[57] 參見 J.L. Motchane, "Health for All or Riches for Some, WHO's Responsible?" *Le Monde Diplomatique* (July 2002)。

[58] *BBC News Online* (21July 1998).

[59] Mach, "The New WHO Cabinet."

全球健康。在這些計畫中，WHO 一直被當成潛在的夥伴而非領導
或協調的機構，並與其它私部門的夥伴一同工作：

> 私人公司將產品運送到那些沒人認為是重要新興市場的國
> 家，默克（Merck）藥廠與我們以及波紮那政府一同合作在
> 當地擴大 HIV 的防治，雖然不久之前還有許多聰明的人對
> 我說，發展中國家那些患有 AIDS 的病人是無法治療的，但
> 現在波紮那政府卻每天都這麼做⋯⋯全球衛生是個相當困
> 難的題目，但我們把全球專家共聚一堂來解決這些問題，這
> 就是我今天所要談的——我們如何能一起合作，成為推動全
> 球衛生的夥伴。[60]

Anne-Emanuelle Birn 則寫道，在獲選得到部份補助的計畫中，
蓋茲基金會能影響其它捐助機構的決策，並因此型塑全球衛生的優
先項目 [61]。這無非意謂著對作為聯合國健康事務領導機構的 WHO
一個刻意忽視。

WHO 努力與私部門進行互動，也引發了世衛組織內外的關
切。當 Sholtz 被任命到基本藥物行動規劃所屬的健康科技群組
（Health Technology Cluster）時，擔憂也隨之而來：

> Sholtz 博士來自於製藥業，對發展中國家並不熟悉，Brundtland
> 醫師將這項任命形容為產業界與 WHO 的一道聯繫，然而當
> AIDS 藥品的發展被證明為有療效，但卻要價不斐，從而引

[60] Cheryl Scott, Chief Operating Officer, Gates Foundation, "Remarks prepared for Health Affairs Summit," Washington, DC, 1 November 2007, www.gatesfoundation.org/MediaCenter/Speeches/ExecutiveSpeeches/CSSpeechHealthAffairs071101.htm

[61] Anne-Emanuelle Birn, "Gates' Grandest Challenge: Transcending Technology as Public Health Ideology," *Lancet* 366, no. 9483 (5 August 2005): 514-19.

發南北國家對於藥品專利權爭議的此時，Sholtz 博士在這艱難時刻必須展現出他對世界衛生事務由衷的支持[62]。

同樣令人擔憂的還有私部門以不適當的影響力來左右 WHO 臨床指導方針內容的指控[63]，例如 WHO 關於高血壓的指導方針，是 1998 年由一個成員皆與製藥業有密切財務關係的專家委員會所發展，被質疑建議使用之前就被認為是不安全，且通常是無效與相當昂貴的新藥[64]。這項議題引發 7 個公民社會組織致函 Brundtland，點出 WHO 公共衛生的使命與產業界參與間可能產生的利益衝突，該信還要求在與產業界建立合作夥伴關係時，在決策過程中必須要有更大的透明性與監督性。此外，與商業部門合作的指導方針，以及借調轉任的禁止，都應列入 WHO 與產業界夥伴協議的項目[65]。

但此信卻無法阻止後來的憂慮。Anita Hardon 寫道，「在其專利的抗瘧疾藥物的發展和差別定價上，WHO 一直被批評過度依賴與諾華藥廠的協議」[66]。出於對產業界影響力的抗議，基本藥物部門的 Daphne Fresle 在 2002 年辭職，抨擊總體經濟與健康委員會「過份厚待製藥業」[67]。為了處理這些不斷的憂慮，2003 年全球衛生政

---

[62] Fiona Godlee, "Change at Last at WHO, But will the Regions Play Ball?" *BMJ* 317, no. 7154(1 August 1998): 216.

[63] Sarah Boseley, "Unhealthy Influence: There is a Danger That WHO's New Partnership with Drug Companies will Skew its Health Policies," *Guardian* (6 February 2002).

[64] Duff Wilson, "New Blood-pressure Guidelines Pay Off – for Drug Companies," *Seattle Times* (26 June 2005).

[65] Someshwar Singh, "TRIPS and the WHO's Revised Drug Strategy," Third World Network (19 May 1999), www.twnside.org.sg/title/drug-cn.htm

[66] Anita Hardon, "New WHO Leader Should Aim for Equity and Confront Undue Commercial Influences," *Lancet* 361, no. 9351 (4 January 2003): 6.

[67] 參見 Richard Horton, "WHO: The Casualities and Compromises of Renewal," *Lancet* 359, no. 9317(4 May 2002):1605-11.

策證據行動規劃（Global Programme on Evidence for Health Policy）
發表了以下的指導方針：

> 在 WHO 所有技術工作中，都需要將公共衛生的考量列為首
> 位，因此必須在一個不受直接或間接壓力影響的氛圍下，採
> 取措施來確保對科學證據作出最可能達成的良好評估。因
> 此，為了確保 WHO 工作的技術正確與中立性，應避免可能
> 影響工作結果的財務或其它利益的干擾。

有鑑於此，每位專家他/她在參與這些會議或活動時，必須申
報在（1）商業實體（commercial entities）與參與者個人，以及（2）
商業實體與參與者任職的行政單位都沒有構成任何實質、潛在或顯
著的利益衝突。所謂「商業實體」是指任何公司、協會（如貿易協
會）、組織或任何其它具有商業利益性質的實體[68]。

當 WHO 試圖通過全球飲食、營養與運動的策略時，另一個
源自公私部門的利益衝突則浮上了檯面。1989 年，WHO 非傳染
慢性病的飲食、營養與預防研究小組發表了一份由國際預防肥胖
任務小組（International Obesity Taskforce）Philip James 撰寫的報
告，建議每日攝取不超過 10%的游離糖（free sugars）以維持飲
食健康，製糖業者馬上遊說撤回此份報告[69]。十年之後，在進行
FCTC 協商以及隨著非傳染病病例在全球增加之際，WHO 也同時
尋求處理其背後的風險因素。2002 年，WHO 公布了《飲食、營

---

[68] WHO, *Guidelines for WHO Guidelines*, Global Programme on Evidence for
Health Policy(Geneva: March 2003), http://whqlibdoc.who.int/hq/2003/
EIP_GPE_EQC_2003_1.pdf

[69] Joint WHO/FAO Expert Consultation on Diet, Nutrition and the Prevention of
Chronic Diseases, *Diet, nutrition and the prevention of chronic diseases*, WHO
Technical Report Series, No. 916 (TRS 916) (Geneva:2003), www.who.int/
dietphysicalactivity/publications/trs916/intro/en/index.html

養與慢性病預防的技術報告》（*Technical Report on Diet, Nutrition and the Prevention of Chronic Disease*），又再一次特別建議限制糖類的攝取，但這次建議攝取的比率則低於 10%。專家小組主席，智利營養學者 Ricardo Uauy 認為：

> 這份專家報告相當重要，專家小組以全球觀點所提出的共同意見，對於當前針對防治慢性病的飲食、營養與運動，提供了最好的科學證據 [70]。

美國製糖業者在 1943 年成立，宗旨為「透過完善的科學與研究，推動糖的消費成為健康飲食和生活形態的一部分」的全美糖業協會（The Sugar Association）[71] 則致函威脅 Brundtland，他們將「運用所有管道揭露報告內的錯誤事實」[72]。由大型食品產業（Big Food Industries）所組成的聯盟也致函給美國衛生部長 Tommy Thompson，要求他施壓 WHO 撤銷這份報告。為了回應產業界，美國政府對這份報告的草稿提出了一份長達 30 頁「彷彿由食品業者捉刀」[73] 的逐條批評，指控 WHO 缺乏科學證據，建議對報告內容進行大幅改寫，加入其它論點並刪除原文的不當語彙。Sarah Boseley 寫道，「這不啻於（1989 年全美糖業協會遊說）再度上演，但這次食品業者似乎更能影響小布希政府，因此展現出更大的力量」[74]。

---

[70] WHO, *WHO/FAO Release Independent Expert Report on Diet and Chronic Disease*, www.who.int/mediacentre/news/releases/2003/2003/pr20/en/.

[71] Sugar Association, "About Us,"，可至 www.sugar.org/aboutus 下載。

[72] "Nutritionists Unimpressed by Sugar Lobby's Outcry," *Bulletin of the World Health Organization* 81, no. 6 (June 2003): 469-70.

[73] Michelle Simon, "Bush Supersizes Effort to Weaken the World Health Organization," *International Journal of Health Services* 35, no. 2 (2005): 405-7.

[74] Sarah Boseley, "Political Context of the World Health Organization Sugar Industry Threatens to Scupper the WHO," *International Journal of Health Services* 33, no. 4 (2003): 831-33.

2003 年 Brundtland 的卸任導致 WHO 弱化原本的政策立場，根據一位前任 WHO 內閣成員的說法，為了交換美國對 3 by 5 計畫的支持，李鍾郁軟化了 WHO 對食品業的態度[75]。一位 WHO 的官員表示：

> 跟勢力這麼龐大的產業交手確實不容易，兩者間的關係相當緊張，但你不能期待 WHO 在日內瓦的少數幾個人就能挑戰資金遠高於 WHO 預算的食品業者，……在討論全球飲食策略的過程中，美國在 WHO 執委會的代表從不掩飾他們不讓 WHO 的飲食、營養與運動策略踰越在健康教育之外的想法，李鍾郁只能接受[76]。

2004 年 5 月，WHO 終於正式將全球策略的最終版本交由 WHA 通過，但此份文件比原始的版本更為弱化，非傳染病主任 Yach 描述道，「至今由於直接或間接的壓力，WHO 選擇不對教育以外的事項採取立場，因為這涉及到食品業的龐大金錢利益」[77]。2007 年，Yach 離開 WHO 後，卻爭議地加入擔任 Brundtland 在百事可樂的健康諮詢委員會全球衛生政策的主管。他是這樣談到在私部門的工作：

> 我是在百事可樂公司正進行大幅改革時加入的，過去幾年來，在它們能力所及之處，一直逐步發展能處理那些營養危機面項的方式……但我們持續這麼作的同時，也需要為我們的行動發展出適當的責任機制，公部門與私部門未來都會評斷我們的使命及承諾是否實現，沒有一個部門就可以決定什

[75] 參見 Paul Benkimoun, "How Lee Jong-wook Changed WHO," *Lancet* 367, no. 9525 (3 June 2006): 1806-8.
[76] Benkimoun, "How Lee Jong-wook Changed WHO."
[77] Derek Yach 引述自 Michelle Simon, "Bush Supersizes Effort to Weaken the World Health Organization."

麼一定是最好的，或什麼一定就是公眾利益。我們必須學習一起工作、一起負起責任[78]。

　　但在全球衛生計畫中如何取得公私部門間利益的適當平衡依然是個持續受到爭論的主題，從合作者的觀點來看，WHO 還是不願放手形成真正的夥伴關係，例如對擊退瘧疾計畫的評估就指出，將超過 90 個多邊、雙邊非政府組織與私人組織結合在一起，所形成的鬆散治理架構使得夥伴關係的概念因此變得更不明確。Yamey 同樣也發現，「在我對夥伴組織進行訪談時，不斷重複出現的主題就是他們擔心 WHO 利用這個新聯盟主導國際衛生政策的制定」[79]。對於擔心私部門不適當影響力的人們而言，WHO 的管理高層不斷被指控是在替有權有勢的企業文過飾非。2002 年，WHO 總幹事辦公室還被指責是在搞言論審查[80]。2006 年 3 月，WHO 派駐在泰國的代表 William Aldis，發表了美—泰雙邊貿易協定對藥物取得可能產生衝擊的批判言論後，隨即被調往東南亞區域辦事處[81]。另外還傳出如輝瑞（Pfizer）等製藥公司透過 WHO 來影響泰國高官，而 WHO 也被要求任命一些與泰國政府技術援助計畫無關的人員，使得某些 WHO 高階人員擔心可能造成的利益衝突[82]。

---

[78] Derek Yach, "Food Companies and Nutrition for Better Health," International Union of Nutritional Sciences, 2007, www.iuns.org/features.htm

[79] Gavin Yamey, "WHO in 2002: Faltering Steps Towards Partnerships," *BMJ* 325, no. 7374 (23 November 2002): 1236-40.

[80] "The Rights and Wrongs of WHO's Policy of Censorship," *Lancet* 360, no. 9350 (21 December 2002): 1995.

[81] Dylan Williams, "World Health: A Lethal Dose of US Politics," *Asia Times* (17 June 2006), www.atimes.com/atimes/Southeast_Asia/HF17Ae01.html.

[82] Michael Day, "Who's Funding WHO?" *BMJ* 334, no. 7589(17 February 2007):338-40.

　　雖然 WHO 似乎樂於參與私部門的某些活動，但公民社會組織相信 WHO 不會對它們同樣禮遇。長久以來世衛組織就被批評傳統上只重視衛生部，但與非國家（主要是公民社會與市場）制度的正式關係卻冷漠以對。因此在就任之初，Brundtland 關於夥伴關係的演講就賦予公民社會組織一個重要角色：

> 我們不是主要的衛生保健提供者，各國政府與區域當局、非政府組織與公民社會才是。這也是我們必須將它們更緊密且堅定地連結在一起的原因。我向各國衛生部長公開表示：你們與 WHO 乃同舟共濟——我們需要含納光譜更廣泛的決策者，包括具有財經與規劃性質的部會首長、甚至是總理和總統——我們還需將觸角伸往公民社會與私部門 [83]。

　　在強化公民社會組織的角色上，許多各類的國際組織也作出相應的支持，例如 OECD 的發展援助委員會（Development Assistance Committee of the OECD）提出公民社會「在預防暴力衝突與建立和平上，可以扮演一個極為關鍵的角色」。UNAIDS 則形容公民社會組織「位於預防、照護與支援性計畫的前線，特別那些涉及最容易受到傷害與被忽略人群的計畫中」[84]。

　　由於瞭解到全球衛生治理忽略了草根團體與窮人的聲音，而在 2000 年召開的首屆人民健康大會（People's Health Assembly），雖然 Brundtland 並沒有參與，但她之後還是會見了數個公民社會組織的代表，此會議也讓她在 2001 年成立世衛組織公民社會倡議（Civil Society Initiative；CSI），目標為檢討：

---

[83] Gro Harlem Brundtland, *Address to WHO Staff*, Geneva, 21 July 1998. www.who.int/director-general/speeches/1998/english/19980721_hq_staff.html.

[84] UNAIDS, "The Essential Role of Civil society," in *Global Report on AIDS 2006* (Geneva: 2006): 202.

WHO 與公民社會組織之間的正式與非正式關係；發展一個
更能促進與公民社會組織進行有效合作、資訊交流與對話的
新政策，以強化 WHO、非政府組織、公民社會組織在會員
國所共同執行的支援工作 [85]。

　　檢討目的是要讓更多元的機構代表能參與 WHO 活動，例如透過
賦予正式關係地位以及強化非正式參與過程的改革。非政府組織與
WHO 總部一共建立了 482 個「關係」，其中 56％是「正式關係」[86]。
這項改革的根本原因為：

與公民社會的互動，深深影響了國際組織瞭解和回應各國民
眾需求的方式。在接觸到文化與社群的複雜性後，產生出了
批判性的思惟和感知，對於貧窮、平等、正義、安全、權利
與責任的觀念現在有了新的意涵。原有的假定遭到挑戰、權
力被重新定義，改變也由此而生 [87]。

　　Brundtland 離任後，在李鍾郁與陳馮富珍的領導期間，CSI 卻
被擱置了下來，在 WHO 中對公民社會組織角色參與的強化也沒有
什麼具體進展，雖然陳馮富珍在競選過程中指出「夥伴關係」是她
的六大優先項目之一，要「強化和公民社會和私部門的關係，與這
些夥伴們建立更大的結盟關係」[88]。她在 2007 年世界衛生日則進
一步指出廣泛參與的必要性：

[85] Christophe Lanord, *A Study of WHO's Official Relations System with Nongovernmental Organisations*, Civil Society Initiative (Geneva:WHO, 2002), www.who.int/civilsociety/documents/en/study.pdf

[86] WHO, *Inventory of WHO/HQ Relationships with Nongovernmental Organisations* (Geneva: Civil Society Initiative, February 2002), www.who.int/civilsociety/documents/en/inventory.pdf

[87] WHO, *WHO and Civil Society: Linking for Better Health* (Geneva:Civil Society Initiative, 2002), www.who.int/civilsociety/documents/en/CSICaseStudyE.pdf

[88] Margaret Chan, "Presentation to the 119th Executive Board," Geneva, 7 November

由於這些健康與安全的挑戰，以及對所需採取回應的日益複雜程度，這些議題不僅涉及政府，還與國際組織、公民社會與商業團體有關。世界衛生組織瞭解到，透過與各方的合作，將使世界變得更為安全[89]。

這些聲明是否化為具體的決心仍不清楚，但重要的也許是，雖然 Brundtland 不斷將與公民社會組織的互動強調成一個重要的優先項目，然而陳馮富珍從 2007 年 1 月到 9 月之間所發表的 26 場正式演說，僅 3 次提到公民社會。2007 年 9 月，包括來自發展中國家政府、雙邊援助者（bilateral donors）與國際組織的 26 個簽署方，決定成立《國際衛生夥伴－實現千禧年發展中健康目標的全球「盟約」》[90]（*A Global "Compact" for Achieving the Health Millennium Development Goals*）。雖然各方同意與「國家利害關係者合作」（work with national stakeholders）、「公民參與」，以及即便私人公司也已參與了某些全球衛生計畫，例如 GAVI，但這份文件中卻連「私人」這個字一次也沒出現過。也許天真的想去調和無法調和的，這裡的「夥伴關係」跟之前相比已有所不同，但此盟約顯然以政府為主，重點擺在發展中國家以及雙邊援助計畫的承諾上。許多公民社會組織感嘆由於 WHO 活動的封閉性，以及其對 GPPPs 的偏好，使得與 WHO 合作仍是大不易。

2006. http://www.who.int/dg/speeches/2006/eb_presentation /en/index.html

[89] Margaret Chan, Message from the Director General, World Health Day, May 2007.

[90] International Health Partnership, "A global 'Compact' for achieving the Health Millennium Development Goals," London, 5 September 2007. http://www.dfid.gov.uk/news/files/ihp/compact.pdf

貿易和衛生議程

　　除了面對其它制度行為者在健康領域的競爭，在一個日趨全球化的操作環境中也需要 WHO 與健康部門外的政策群體接觸互動，目前為止也許最重要的是貿易政策的群體。1994 年所簽署的《與貿易有關的智慧財產協定》（TRIP 協定）對於基本藥物的品質及公平取得管道所可能造成的副作用，在健康領域引發了強烈的關切。這些關切導致基本藥物行動計畫在 1997 年出版了一份名為《全球化與藥物取得，WTO/TRIPs 協定的關連性》（*Globalization and Access to Drugs, Implications of the WTO/TRIPs Agreement*）的報告，即所謂的「紅皮書」（Red Book），但這份報告不但引起美國政府提出了一份 17 頁的批評，還被製藥業抨擊為「一份有嚴重瑕疵的文件」。在納入來自 WTO 與其它獨立審查者的意見後，一份經編輯修正後的專書，「藍皮書」（Blue Book）在 1999 年出版 [91]，然這份報告仍維持著原先的核心觀點及解釋 [92]。

　　WHO 還進入貿易政策的領域，試圖處理關於藥物取得的事務。一份修正版的藥物策略決議在 WHA 被提出，跟「紅皮書」一樣，這份決議的草稿引發了大規模的爭論。其中的一個爭論要點為：

---

[91] Jorge Bermudez and Maria Auxiliadora Oliveira eds., *Intellectual Property in the Context of the WTO TRIPS Agreement:Challenges for Public Health* (Rio de Janiero:Oswaldo Cruz Foundation, 2004), www.law.fsu.edu/gpc2007 /materials /LivroTRIPSEnglish2004.pdf

[92] Germán Velásquez and Pascale Boulet, *Globalization and Access to Drugs. Implications of the WTO/TRIPS Agreement*, Health Economics and Drug Action Programme Series No. 7, Action Programme on Essential Drugs (Geneva:WHO, November 1997).

在製藥與健康政策上，（會員國）要確保公共衛生仍位於商業利益之上，並以此來審查他們對《與貿易有關之智慧財產權協定》所採取的立場，進而保障對基本藥物的取得[93]。

某些人認為這可能造成一個將義務（公共利益）由會員國負擔，以及一個將義務（大致上是製藥業的利益）由諸如 TRIPS 貿易協定來規範，這兩種策略之間的衝突。由於起草小組無法在決議的修訂上達成共識，因此執委會創設了一個雙層途徑（two-tier approach），由兩個小組分別組成，一個是開放給所有希望參與的會員國（59 國）所組成的臨時工作小組，以及另一個協助 WHO 與各「利益相關方」接觸的次級小組。

1998 年 10 月，在兩個小組的聯席會議上，來自各領域的利害關係者，包括 WTO、世界智慧財產權組織（World Intellectual Property Organization；WIPO）、國際衛生行動（Health Action International）與國際藥廠及製藥協會聯盟（International Federation of Pharmaceutical Manufacturers'Associations）針對全球化與製藥業的議題分別提出了技術簡報，WHO 秘書處也提出了關於確保基本藥物取得的策略。雖然有來自各方面的議題，其中許多還被認為是 WHO 日後的工作重點主題，但專案小組（Ad Hoc Group）還是只將重點擺在決議所涵蓋的議題，也就是智慧財產權對藥物取得的影響。

1999 年一份修訂後的決議文被提交給 WHA，並在此次大會中無異議通過，重點為敦促會員國「確保公共衛生的利益仍是藥物和健康政策的首要考量」[94]。決議賦予 WHO 監督 TRIPS 涉及的藥物

---

[93] WHO, Draft Resolution on a Revised Drug Strategy, Resolution EB101.R24, WHA 51st Session, Geneva, 1998.

[94] 參見 Singh S. "TRIPS and the WHO's Revised Drugs Strategy," Third World Network, 19 May 1999, http：//www.twnside.org.sg/title/durg-cn.htm

與公共衛生影響的最重要角色，亦賦予 WHO 協助各國執行這些決議時捍衛公共衛生的權限。Ralph Nader 在 1995 年創設的消費者科技計畫（Consumer Project on Technology），其主管 James Love 形容 WHA「在這個議題上展現出必要的領導力」[95]。

這項決議讓WHO將工作擴展到貿易與健康的領域，對Brundtland來說，與貿易社群團體互動的重點是 WHO 與 WTO 兩者應為合作而非對抗的關係：「我們需要 WTO 作為一個有效且公平的論壇，討論貿易規則並化解貿易紛爭」[96]。1999 年，WHO 成立一個全球化、貿易與健康的計畫，其中一項首要任務是與 WTO 共同進行一項名為《WTO 協議與公共衛生》的研究報告[97]。雖然有來自公共衛生界的合著者鼓勵支持 WHO 處理會員國多邊貿易協定對健康影響的分析，但 WTO 則想提出一份主要為描述性的文件，並對許多關鍵議題採取中立的立場。然而 Brundtland 沒有因此退出此一合作研究，2002 年所發表的結案報告迎合了 WTO 所希望的方向，後續關於貿易與健康的出版品則把重點擺在《服務貿易協定》（General Agreement on Trade and Services；GATS），然自此之後都由 WHO 獨力編纂，從而讓公共衛生的部份可以得到更完整的關照。

然而在評估 WHO 影響貿易政策的能力時，藥物取得的議題仍是一個主要的指標，一個正面的發展是《杜哈宣言》與其第六段的決定（見第四章），確認了在 TRIPS 協定下保障公共衛生的

---

[95] WHO, Second Report of Committee A, 52nd World Health Assembly, Draft Resolution A52/38, 24 May 1999, http://ftp.who.int/gb/archive/pdf_files/wha52/ew38.pdf

[96] Gro Harlem Brundtland, "WHO/WTO Workshop on Differential Pricing and Financing of Essential Drugs Opening Remarks," Høsbjør, Norway, 8 April 2001, www.who.int/director-general/speeches/2001/english/20010408_hosbjoropeningremarks.en.html

[97] WHO/WTO, *WTO Agreements and Public Health: A Joint Study by the WHO and the WTO Secretariat* (Geneva：2002).

彈性，另外還有 2003 年成立的「智慧財產權、創新與公共衛生委員會」（Commission on Intellectual Property Rights, Innovation and Public Health），則檢視著如何刺激主要危害中低所得國家疾病的新藥和其它產品研發的現有證據（existing evidence）。藥品預先認證計畫也獲得公共衛生社群的接受，但 WHO 支援各國的角色仍持續受到政治壓力，對於支持者來說，因本身財務的脆弱性，WHO 應極力避免與藥品公司和主要捐助國發生直接衝突，世衛組織支持使用藥廠折扣藥而非學名藥就是個明顯的證據 [98]。而在泰國與印度尋求保障自身的公共衛生時，WHO 也無力明確表達對它們的支持 [99]。Nathan Ford 和 Jean-Michel Piédagnel 說到：

> 在面臨到 AIDS、肺結核與瘧疾等各類傳染病的爆發，以及不會波及到已發展國家的那些衛生問題被日益邊緣化之際，一個國際性的獨立組織最重要的無非就是勇敢、積極且明確地表現出對全球公共衛生的捍衛 [100]。

全球衛生安全議程：在後 9/11 的世界仍有其重要性

WHO 為了展現在全球衛生的領導地位，使它選出幾個健康問題來型塑成安全議題，在 2001 年 9 月 11 日（9/11）對世貿中心攻擊的各類餘波，以及接續的炭疽熱播散後，在衛生與安全間最明顯的

---

[98] Nathan Ford and Jean-Michel Piédagnel, "WHO Must Continue its Work on Access to Medicines in Developing Countries," *Lancet* 361, no. 9351(4 January 2003): 3.

[99] Martin Khor, "WHO DG Regrets her Reported Remarks on Thai Compulsory Licenses," Third World Network, 13 February 2007, www.twnside.org.sg/title2/wto.info/twninfo503.htm

[100] Ford and Piédagnel, "WHO must continue its work on access to medicines in developing countries."

連結就是生物和化學武器。這類武器長久受到 WHO 的關切，WHO
在 1970 年即發佈了關於它們對健康衝擊的指導方針 [101]。1984 年
Rajneesh Bhagwan 的門徒試圖在美國散播沙門氏菌、1998 年伊拉克
政府對庫德族人使用化學武器、1980 年代晚期以來蘇聯武器計畫叛
逃者對這類武器發展所揭露的新資訊，以及 1995 年東京地鐵的沙林
毒氣攻擊事件，都提高了世人對蓄意使用生化武器可能性的警覺
心。9/11 之後，WHO 呼籲各國要作好傳染病被蓄意傳播的警戒，並
對公共回應的指導方針進行更新的工作 [102]。

> 從最近的事件中我們可以學得三件事：首先，公共衛生體系
> 已能迅速應對傳染病被蓄意傳播的可能性；第二，這些體系
> 必須持續保持警戒；第三，知情且負責的公眾乃上述應對的
> 關鍵部份。今天我們將發佈關於應對可能的炭疽熱散播的新
> 修訂方針 [103]。

有趣的是，9/11 事件強化了，而非開啟 WHO 內部衛生與安全
的連結。全球衛生，以及特別是 WHO 本身曝光度的提升，乃是
Brundtland 積極外交態度的構成要素之一。在 1990 年代末她即認
為健康應被視為後冷戰世界新安全議程的一部份：

> 在全球化的時代我們需要重新定義安全的觀念，今天我們的
> 回應是：沒錯──此時此刻正是對安全觀念進行重新思考的
> 時機，並充分體認到全球衛生在各國未來與整個國際合作體
> 系上的角色。

---

[101] WHO, *Health Aspects of Chemical and Biological Weapons*, 1st edition
(Geneva: 1970).

[102] WHO, *Public Health Response to Biological and Chemical Weapons: WHO
Guidance* (Geneva: 2004).

[103] WHO, "World Health Organization Stresses Need for Continued Public Vigilance
in Responding to Deliberate Infections," *Press Release*, 18 October 2001.

對各國自身的衛生與安全，以及其下一代而言，全球衛生都極為關鍵。全球各地的不健康情況將直接與間接地威脅到許多美國人的性命[104]。

但衛生安全議程的首個重點卻是擺在傳染病而非生物恐怖主義上頭，尤其是與 HIV/AIDS 作直接的連結[105]。SARS 疫情對人命與經濟造成的恐怖衝擊，對所有國家都是一個安全威脅，讓各國更加瞭解應進一步整合彼此在流行病學上的資訊。對流感侵襲的擔憂以及強化全球應對準備的呼籲，也以相同的方式被提出，這些憂慮還促成了《國際衛生條例》在 2005 年的修訂。

除了評估特定傳染病對全球衛生所造成的實際風險外，在 WHO 角色正在進行轉變的脈絡下，值得注意的是捐助國政府努力強化回應傳染病爆發的能力，並將此視為對世衛組織的特殊支持。對急性傳染病大流行的監測、報告與應對的資金源源而來，尤其是那些可能威脅到主要工業國家的傳染病，WHO 從而瞭解到在全球衛生安全的論述中可以獲得影響力，並希望藉此重新鞏固組織本身的立足點，因此 2007 年世界衛生日的主題與《2007 年世界衛生報告》就從疾病爆發的觀點來定義國際衛生安全：

> 在我們生活的世界，由於航空旅行的速度和流量、食品的生產和交易方式、對抗生素的使用和濫用，以及管理環境的方式，造成健康威脅的不斷加劇。所有上述活動都造成衛生安全的一個最大且最為直接的威脅：新出現和易流行疾病的爆發[106]。

---

[104] Gro Harlem Brundtland, "Why Investing in Global Health is Good Politics," Speech to Council on Foreign Relations, New York, 6 December 1999, www.who.int/director-general/speeches/1999/english/19991206_new_york.html

[105] Harley Feldbaum, Kelley Lee and Preeti Patel, "The National Security Implications of HIV/AIDS," *PLoS Medicine* 3, no. 6 (June 2006): 774-78.

[106] Margaret Chan, "World Health Day Debate on International Health Security,"

結語

　　本書描述了 WHO 這個在健康領域中基於促進國際合作而成立的國際組織運作方式，從這個分析角度來看，可以指出有兩股緊張關係的來源在定義其工作上不時會浮出檯面。第一是來自國際衛生合作垂直與水平途徑的二分法，即什麼樣的介入措施在改善與促進健康上是最有效的？「最高程度的健康水準」能否透過將重心擺在疾病（垂直途徑）的介入措施來達成？還是應把注意力放到強化衛生保健與健康體系（水平途徑）上？根據效力、技術可行性或成本效益的觀點而對這兩種途徑或策略所進行的科學與技術優劣評估，已成為一個在 WHO 裡裡外外由流行病學家、臨床醫學人員、醫療經濟學者與公衛社群內的其它人士所持續研究與政策辯論的主題。

　　對於 WHO 應將重心置於健康與疾病，或是置於更廣泛健康決定因素上的二分法，則是另一個緊張關係的來源。WHO 傳統通常把重心擺在前者，並反映在其成員的專業能力、制度結構與工作關係中。但基本藥物的取得、母乳替代品銷售的管制，以及全民均健策略的議題，為世衛組織帶來了新的現實面問題，從而需要處理衛生部門原來注意力之外的健康目標。1990 年代以來，由於認識到經濟、貿易與安全政策對健康的重要性，使得 WHO 面臨新的壓力必須擴大策略願景並調整工作的方式。

　　過去 60 年來，WHO 不斷擺盪在這兩股由更廣泛的政治、經濟與意識形態所導致的緊張關係來源中。表面上，WHO 的角色是在會

News Release, Singapore, 2 April 2007, www.who.int/dg/speeches/2007/020407_whd2007/en/index.html

員國間提倡國際合作的聯合國專門機構，然自成立伊始，WHO 就是立足於政治妥協的基礎上。1948 年成立的 WHO，需要把當時業已存在，並有既定使命與組織文化的各類組織整合到一個新的制度結構中，因此在總部之外，WHO 為它多元的會員國設立了區域與國家辦公室，供它們得以透過這些機制來表達意見。至於 WHO 的《組織法》則擁抱了創建者的廣泛目標與渴望，從而形成了一個既進步又廣泛的健康概念以及一長串的組織功能。最後，資源則是先被募集再被分配到眾多計畫與組織的三個執行層級來落實世衛組織的功能。換句話說，若欲實現 WHO 會員普世性的目標，則需要平衡不同的利益與需求，亦即什麼樣的資源是每個國家與區域都應獲得的？什麼樣的健康情況是 WHO 應予以重視的？何種觀點應在 WHO 發揮影響力或應被排除在外？什麼樣的價值應作為 WHO 遵循的決策方向——是分配效率？是社會正義？抑或其它的規範？

重要的是，WHO 面臨的挑戰其實是源自所處環境更廣泛脈絡的投射。WHO 的職權在二戰後被定義為功能主義，但卻又受到冷戰現實主義的制約，在這兩者間世衛組織發現自己如履薄冰。1960 年代，發展理論者支持大規模基礎建設計畫的傾向，同樣影響到了 WHO 的活動。1970 年和 1980 年代則帶來新的發展觀點，包括依賴理論，以及發展中國家所展現出的高度自信，在非結盟運動的引領下，許多中低所得國家開始試圖改革那些根深蒂固地支撐戰後秩序的不公平結構。基本藥物、全民均健與母乳替代品的辯論都是這些廣泛趨勢的直接產物。1980 年代新自由主義在美國與其它先進經濟體，以及在世界銀行、IMF 和國際經濟機構展現的主導性，也直接影響到 WHO 的工作。當然從 1980 年代到 1990 年代末，新自由主義也受到挑戰，但由於與世界銀行、WTO 和私部門日趨緊密的關係，使某些人抨擊 WHO「出賣了靈魂」。其它人則認為世衛組織在擁抱改變上仍作得不夠，並因此選

擇將資源轉移給其它的全球衛生計畫。為了尋求適應逐漸興起的
全球衛生場域（milieu），最近幾年 WHO 一直被要求在前述的兩
個二分法中擺盪著，並史無前例地與各式各樣的機構、理念與利
益進行互動。1952 年，Ascher 曾為 WHO 裡的政治因素而感傷，
表示「只要政治人物走開，那麼 WHO 就能**真正地**提出一項世界
衛生的計畫」[107]。但本書認為，政治無可避免地存在於 WHO 的
歷史中，因此挑戰並非在移除組織內的政治因素，而是如何確保
一個更健康的政治運作。

　　如果 WHO 是一位病人，那這位六十歲病患的臨床評估報告呈
現出世衛組織某些部份仍很強壯，但某些功能卻有所耗損。歷經內
部有限資源的爭奪戰，以及同外部競爭者與批評者的對抗後，
WHO 內外都留下了清楚的傷疤。21 世紀初，受到主要捐助者及
強大經濟利益者的影響，WHO 面臨著進行組織精簡的持續壓力，
但與此同時，此壓力又因其作為世界的衛生組織之角色，以及「使
所有人獲致最高可能的健康水準」之使命而受到緩解。這些對 WHO
角色的競爭觀點導致支持者與批評者都同樣非常希望世衛組織能
成功地運行下去，但也對它要達到的目標懷抱著極為歧異的理念。

---

[107] Charles S. Ascher, "Current Problems in the World Health Organization's Program," *International Organization* 6, no. 1 (February 1952): 27-50.

推薦書目與電子資源

推薦書目：

Burci, Gian Luca and Claude-Henri Vignes, *World Health Organization*（The Hague: Kluwer Law International, 2004）。作者為前任與現任 WHO 的法律顧問，透過對《組織法》與其它官方文件的仔細檢視，為世衛組織的正式結構、職權與成員組成提供了一份實用的參考資料。

Fenner, Frank, Donald Ainslie Henderson, Isao Arita and Ivan Danilovich Ladnyi, *Smallpox and its Eradication*（Geneva: WHO, 1988）。這本厚重的書籍詳述了天花與瘧疾的根除計畫，對於這些有著不同程度成功範圍的計畫是被如何的認知與執行，提供了一個精彩的觀點。

Garrett, Laurie, *Betrayal of Trust: The Collapse of Global Public Health*（Oxford: Oxford University Press, 2001）。雖然此書表面上與 WHO 無關，但卻反映出 21 世紀初期對全球公共衛生狀態和現存機制無法應付這些急迫需求的廣泛擔憂。此書尤其聚焦於跨國公共衛生議題的關聯性，以及強化國際衛生合作的需要。

Koivusalo, Meri and Eeva Ollila, *Making a Healthy World: Agencies, Actors and Policies in International Health*（London: Zed Books, 1997）。此書寫作之際正逢 1990 年代晚期對 WHO 改革的討論氣圍中，也是第一本詳述各類參與國際衛生合作主要機構的書籍，除了介紹 WHO 的組織、財務與活動外，還介紹了世界銀行、UNICEF、UNFPA 與 UNDP。

Lee, Kelley, *Historical Dictionary of the World Health Organization*（Lanham, MD: Scarecrow Press, 1998）。這主要是一本參考書，內容包括了 WHO 結構、活動、會員資格與財務等主要面項的條目，以及對世衛組織歷史的一個簡短介紹性章節。

Siddiqi, Javed, *World Health and World Politics: The World Health Organization and the U.N. System*（London: Hurst & Company, 1995）。這是少數幾個針對 WHO 內部決策的政治性分析，其焦點雖然擺在瘧疾控制，但卻更廣泛的涉及瞭解到世衛組織工作與會員資格的歷史。

Vaughan, J. Patrick, Sigrun Mogedal, Stein-Erik Kruse, Kelley Lee, Gill Walt and Jown de Wilde, *Cooperation for Health Development: Extrabudgetary Funds in the World Health Organization*（London: Governments of Australia, Norway and the UK, 1995）。這份報告，即所謂的《奧斯陸 I 號》，是對 WHO 自願捐款趨勢以及其與世衛組織優先項目與活動關連的首份詳細分析。

WHO, *The First Ten Years of the World Health Organization*（Geneva: WHO, 1958）。是一份對於 WHO 創立前的國際衛生合作，以及促成其於 1948 年成立的會議與協商的實用敘述。

電子資源：

世界衛生組織的主頁分別有阿拉伯文、中文、英文、法文、俄文與西班牙文的頁面，網址為：www.who.int。至於 WHO 六個區域辦事處的網址，分別為：

- 非洲區域辦事處（布拉薩），有英文與法文頁面，網址為：www.afro.who.int/
- 美洲區域辦事處/泛美衛生組織（華盛頓特區），有英文與西班牙文的版本，網址為：www.paho.org
- 東地中海區域辦事處（開羅），有阿拉伯文與英文的頁面，網址為：www.emro.who.int/
- 歐洲區域辦事處（哥本哈根），有英文、法文、德文與俄文的頁面，網址為 www.euro.who.int/
- 東南亞區域辦事處（德里），僅有英文頁面，網址為 www.searo.who.int/
- 西太平洋區域辦事處（馬尼拉），僅有英文頁面，網址為：www.wpro.who.int/

全球衛生理事會（Global Health Council），前身為國際衛生國家理事會
（National Council of International Health），是一個於 1972 年在美國成立
的非營利組織，宗旨為向美國民眾、議員國際與國內政府機構、學術機構
與全球衛生社群指出世界衛生各種問題的優先性，並提供相關報導。它的
網頁提供各式各樣的全球衛生議題：www.globalhealth. org/

聯合國愛滋病規劃署（UNAIDS），WHO 是其中的一個共同贊助者。
UNAIDS 對於 HIV/AIDS 的流行以及國際的合作處理行動提供了最為廣博
的資訊，網址為：www.unaids.org

在公共衛生界日益開放出版品取得的潮流，使得許多具同儕審查制與全球
衛生相關的期刊文章，可上網免費取得。

PLoS Medicine：http://medicine.plosjournals.org/

Globalization and Health： http://www.globalizationandhealth.com/

WHO 英文縮寫翻譯表

英文縮寫	英文全名	中文
ACT	Artemisinin-based combination therapies	青蒿素類複方療法
AFRO	WHO regional office for Africa	WHO 非洲區域辦事處
AgDW	Third World Action Group	第三世界改革行動小組
AIDS	Acquired immune deficiency syndrome	愛滋病
AMRO	WHO regional office for the Americas	WHO 美洲區域辦事處
APED	WHO Action Programme on Essential Drugs	WHO 基本藥物行動規劃
ART	Anti-retroviral treatment	抗逆轉錄病毒治療
ARVs	Anti-retroviral drugs	抗逆轉錄藥物
BMJ	British Medical Journal	英國醫學期刊
CCS	Country Cooperation Strategies	世衛組織國家合作戰略
CDC	Centers for Disease Control	疾病管制局
CFI	Country Focus Initiative	世衛組織國家重點倡議
CMH	WHO Commission on Macroeconomics and Health	世衛組織總體經濟與健康委員會
CO	WHO Country Office	世衛組織國家辦公室
CSDH	Commission on the Social Determinants of Health	世衛組織健康問題社會決定因素委員會
CSI	Civil Society Initiative	世衛組織公民社會倡議
CSOs	Civil society organizations	公民社會組織

CVI	Child Vaccine Initiative	兒童疫苗倡議
DALYs	Disability-adjusted life years	失能調整後年數
DDT	Dichloro-Diphenyl-Trichloroethane	DDT 殺蟲劑
DG	Director-General	WHO 總幹事
DNA	Deoxyribonucleic acid	去氧核醣核酸
DNDI	Drugs for Neglected Diseases Initiative	被忽視疾病的藥物研發計畫
DPT	Diphtheria, pertussis and tetanus vaccine	白喉、百日咳、破傷風三合一疫苗
EB	The Executive Board of WHO	WHO 執行委員會
EBFs	Extrabudgetary funds	預算外資金
ECOSOC	UN Economic and Social Committee	聯合國經濟社會委員會
EMRO	WHO regional office for the Eastern Mediterranean	WHO 東地中海區域辦事處
EPI	WHO Expanded Programme on Immunization	WHO 擴大免疫行動規劃
EPTA	Expanded Programme for Technical Assistance	技術援助擴大行動規劃
EURO	WHO regional office for Europe	WHO 歐洲區域辦事處
FCA	Framework Convention Alliance	WHO 菸草控制框架公約聯盟
FCTC	Framework Convention on Tobacco Control	WHO 菸草控制框架公約
GATS	General Agreement on Trade and Services	服務貿易總協定

GAVI	Global Alliance for Vaccines and Immunization	全球疫苗免疫聯盟
GDP	Gross domestic product	國內生產總值
GFATM	Global Fund to Fight HIV/AIDS, Tuberculosis and Malaria	全球基金對抗愛滋病、肺結核和瘧疾
GHSS	Global Health Sector Strategy for HIV/AIDS	全球衛生部門愛滋病毒／愛滋病戰略
GPA	Global Programme on AIDS	WHO 愛滋病行動規劃
GPEI	Global Polio Eradication Initiative	全球根除脊髓灰質炎行動
GPPPs	Global public-private partnerships	全球公私夥伴關係
HALE	Healthy life expectancy	健康平均餘命
HIV	Human immunodeficiency virus	愛滋病毒
IAAG	Interagency Advisory Group on AIDS	跨機構愛滋病諮詢小組
ICRC	International Committee of the Red Cross	國際紅十字會
IEC	Information, education and communication	資訊、教育及通訊
IHR	International Health Regulations	國際衛生條例
ILO	International Labour Organization	國際勞工組織
IMF	International Monetary Fund	國際貨幣基金
INB	Intergovernmental Negotiating Body	政府間談判機構
ITU	International Telecommunication Union	國際電訊聯盟
LMICs	Low-and middle-income countries	中低收入國家
LNHO	League of Nations Health Organization	國際聯盟衛生組織
MCH	Maternal and child health	婦幼健康

MDGs	Millennium Development Goals	千禧年發展目標
MSF	Médecins sans Frontières	無疆界醫師
MTSP	Medium-term strategic plan	中程戰略計畫
NGOs	Nongovernmental organizations	非政府組織
NIEO	New International Economic Order	國際經濟新秩序
OAU	Organization for African Unity	非洲團結組織
OECD	Organization for Economic Co-operation and Development	經濟合作發展組織
OIHP	Office International d'Hygiène Publique	國際公共衛生局
OPV	Oral polio vaccine	小兒麻痺口服疫苗
ORT	Oral rehydration therapy	口服葡萄糖電解質液治療法
PAHO	Pan American Health Organization	泛美衛生組織
PASB	Pan American Health Bureau	泛美衛生局
PEPFAR	President's Emergency Plan for AIDS relief	美國總統緊急愛滋病救濟計畫
PHA	People's Health Assembly	人民衛生大會
PHC	Primary health care	初級衛生保健
PLO	Palestine Liberation Organization	巴勒斯坦解放組織
POPs	Persistent organic pollutants	持久性有機污染物
PRC	People's Republic of China	中華人民共和國
PVD	WHO Programme for Vaccine Development	WHO 疫苗發展行動規劃
R&D	Research and development	研發
RBFs	Regular budget funds	正常預算資金
RBM	Roll Back Malaria	擊退瘧疾行動

SAGE	Scientific Advisory Group of Experts	科學專家諮詢小組
SAPs	Structural adjustment programs	結構調整計畫
SARS	Severe Acute Respiratory Syndrome	嚴重急性呼吸道症候群（SARS）
SEARO	WHO regional office for Southeast Asia	WHO 東南亞區域辦事處
SEP	Smallpox Eradication Programme	天花根除計畫
STD	Sexually transmitted disease	性傳染病
TAB	Technical Advisory Board	技術顧問委員會
TFCS	Task Force for Child Survival	兒童生存工作小組
TFI	Tobacco Free Initiative	無菸草行動
TRIPS	Trade Related Intellectual Property Rights	與貿易有關之智慧財產權協定
UN	United Nations	聯合國
UNAIDS	Joint United Nations Programme on HIV/AIDS	聯合國愛滋病規劃署
UNCTAD	United Nations Conference on Trade and Development	聯合國貿易及發展會議
UNDP	United Nations Development Programme	聯合國開發計畫署
UNESCO	United Nations Educational, Scientific and Cultural Organization	聯合國教育、科學及文化組織（聯合國教科文組織）
UNFPA	United Nations Population Fund	聯合國人口基金會
UNHCR	The Office of the UN High Commissioner for Refugees	聯合國難民事務高級專員辦事處（聯合國難民署）

UNICEF	United Nations Children's Emergency Fund	聯合國兒童基金會
UNODC	United Nations Office on Drugs and Crime	聯合國毒品暨犯罪辦公室
UNRRA	UN Relief and Rehabilitation Administration	聯合國善後救濟總署
WCDE	World Commission on Environment and Development	世界環境與發展委員會
WFP	World Food Programme	聯合國世界糧食計畫署
WHA	World Health Assembly	世界衛生大會
WHO	World Health Organization	世界衛生組織
WIPO	World Intellectual Property Organization	世界智慧財產權組織
WPRO	WHO regional office for Western Pacific	WHO 西太平洋區域辦事處
WR	WHO Representative	WHO 代表
WTO	World Trade Organization	世界貿易組織

國家圖書館出版品預行編目

世界衛生組織／Kelley Lee 著.；財團法人台灣
醫界聯盟基金會譯. -- 一版. -- [臺北市]：
台灣醫界聯盟基金會, 2010. 06
　面；　公分
BOD 版
譯自：The World Health Organization
ISBN 978-986-82651-1-0 (平裝)

1. 聯合國　世界衛生組織

410.69　　　　　　　　　　　　99005627

社會科學類　ZF0020

世界衛生組織
（The World Health Organization）

作　　者 / Kelley Lee
譯　　者 / 林世嘉、周劭彥、邱曉萱、陳曼華
出 版 者 / 財團法人台灣醫界聯盟基金會
執行編輯 / 林泰宏
圖文排版 / 陳宛鈴
封面設計 / 黃瑪琍
數位轉譯 / 徐真玉　沈裕閔
圖書銷售 / 林怡君
法律顧問 / 毛國樑　律師
印製經銷 / 秀威資訊科技股份有限公司
　　　　　　台北市內湖區瑞光路 583 巷 25 號 1 樓
　　　　　　電話：02-2657-9211　　　傳真：02-2657-9106
　　　　　　E-mail：service@showwe.com.tw
經 銷 商 / 紅螞蟻圖書有限公司
　　　　　　台北市內湖區舊宗路二段 121 巷 28、32 號 4 樓
　　　　　　電話：02-2795-3656　　　傳真：02-2795-4100
　　　　　　http://www.e-redant.com

2010 年 6 月 BOD 一版
定價：350 元